偏方 秘方 验方

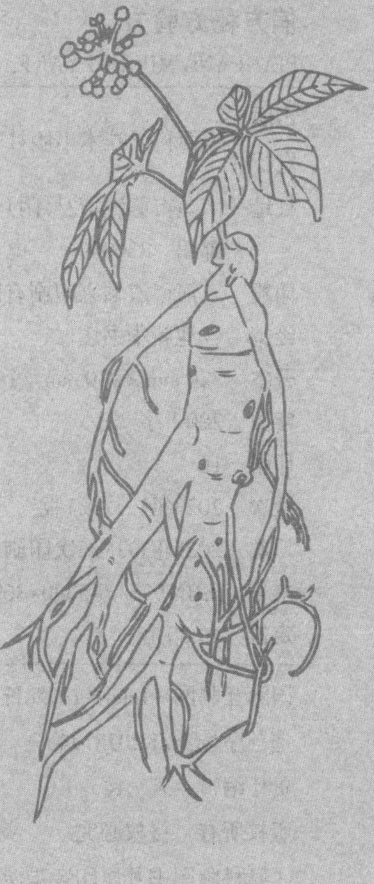

丁海静◎主编

江西科学技术出版社

图书在版编目（CIP）数据

偏方秘方验方 / 丁海静主编. -- 南昌：江西科学技术出版社, 2023.12（2025.1重印）

ISBN 978-7-5390-8691-0

Ⅰ. ①偏… Ⅱ. ①丁… Ⅲ. ①土方－汇编②秘方－汇编③验方－汇编 Ⅳ. ①R289.2

中国版本图书馆CIP数据核字（2023）第162975号

偏方秘方验方 丁海静 主编

PIANFANG MIFANG YANFANG

出版 发行 江西科学技术出版社

社址 南昌市蓼洲街2号附1号

邮编：330009 电话：（0791）86623491 86639342（传真）

印刷 三河市宏顺兴印刷有限公司

经销 各地新华书店

开本 720 mm × 930 mm 1/16

字数 280千字

印张 16

版次 2023年12月第1版

印次 2025年1月第3次印刷

书号 ISBN 978-7-5390-8691-0

定价 48.00元

国际互联网（Internet）地址：http://www.jxkjcbs.com

选题序号：ZK2023174 赣版权登字：-03-2023-218

责任编辑：宋 涛 装帧设计：春浅浅

前言

中医是我国的国粹。自最早的中医经典著作《黄帝内经》面世，至今已有约两千五百年的历史，在这漫长的历史长河中，中医获得了长足的发展与壮大，其中散落在民间的那些古老的偏方、秘方和验方，更是中华医学宝库中的一块瑰宝。

偏方，是指药味不多，对某些病症具有独特疗效的方剂。偏方治病，在民间已源远流长，享有盛誉。民间自古就有“偏方治大病”的说法，很多偏方可快速解除身体的不适，将日常小毛病一扫而光，以至于让很多西医和中医界名家们也拍案称奇。如非亲眼所见，好像天方夜谭。这使人不得不承认中医之伟大，中华小方之神奇。

秘方，是指从事中医药的学者在临床实践中总结出的制药药方、诊断疾病的方法和处方，且在中成制药上不但有丸剂和散剂，还有胶囊。我国民间流传有不少“祖传秘方”，其中不乏行之有效甚至药到病除的奇方、妙方。但是对于家传秘方，要对它进行挖掘研究及开发利用。

验方，是指经过反复临床验证的、确有较好疗效的某些处方。又有所谓“民间验方”的说法，它们同样是祖国医学的珍宝和财富，是广大人民群众与疾病斗争的经验积累。

由此可见，偏方、秘方和验方是民间流传的治病方，它们大多来自老百姓在长期生活实践中的总结和发现，是老百姓生活智慧的体现。正是因为这一点，它们一直以来深受老百姓的喜爱。

本书精心挑选了运用最广泛，实用性最强，老百姓最需要的偏方、秘方和验方，这些方子都是经过千百万群众验证的最安全、最简单、最省钱、最有效的治疗药方。每例小方都有针对不同的、真实的病症案例，详细地介绍了其组成、制法、用法及疗效。对某些需要注意的禁忌等问题做了特别的说明，以帮助读者对相关问题进行充分的了解。

无论你有无医学知识，对本书均能一看就懂，一学就会，可随时随地为你和你的亲朋好友治病疗疾。对于基层医务人员、中医院学生、中医药爱好者和临床工作者而言，书中的偏方、秘方、验方也有很高的参考价值。

需要说明的是，中医向来讲究辨证施治、因病施药，因人的体质不同，故书中所录小方未必适合所有人，在采用时应尊重个体生理和病理的差异性，最好配合医院的诊断并征得医生意见后再行使用。尤其是患有危重疾病的朋友，一定要及时就医。

编写这本书的目的是为大家排忧解难，使大家远离疾病的困扰。希望你能用本书中的方法解除你和家人身体上的病痛。因编者能力有限，加之时间仓促，本书中难免会出现一些纰漏和不足，望广大读者不吝赐教，以便我们再版时修正。

目录

第一章 内科

第二章　外科

第三章　五官科

第四章 皮肤科

第一章

内科

中华传统养生智慧

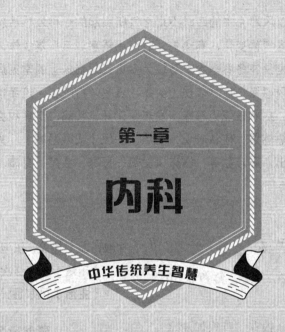

感冒

感冒是由外感以风邪为主的四时不正之气所引起的一种外感性疾病。尤以身体虚弱、卫气不固，每遇气候变化、寒热失调时而易罹患。且反复发作，日久不愈。一年四季皆可发病，特别是在冬春寒冷季节较为多见，是临床上的常见病多发病。以感受风邪为主的，为伤风感冒，症状表现为头痛、鼻塞、打喷嚏、流涕怕风、脉浮等；挟寒邪的为风寒感冒，症状表现为恶寒、发热、无汗、头痛、身痛和鼻塞流涕、脉浮紧等；挟热邪的为风热感冒，症状表现为发热、恶风（或微恶寒）、头痛目胀、咽喉肿痛、口干欲饮、汗出、脉浮数等，临床以发热、恶寒、头痛、身痛、鼻塞、流涕、打喷嚏、咳嗽为主要特征。

银芦汤

【组成】金银花30克，鲜芦根60克，薄荷10克。

【制法】先将金银花、芦根加清水500毫升，煎煮15分钟后下薄荷，再煎沸3分钟，滤去渣，加白糖适量。

【用法】每日1剂，日服3或4次，热服。

【主治】风热感冒。

苏姜汤

【组成】紫苏叶、生姜各3克，红糖15克。

【制法】先将生姜、紫苏叶洗净切成细丝，放入瓷杯内，再加红糖以沸水冲泡，盖上杯盖，浸泡10分钟即成。

【用法】日服2次，趁热服食。

【主治】风寒感冒。

藿佩薄荷汤

【组成】鲜藿香、鲜佩兰各10克，薄荷6克。

【制法】先将上药洗净、切细，用沸水冲泡，密闭10分钟即成。

【用法】早晚分服。

【主治】暑天感冒。

姜糖白菜汤

【组成】生姜6克，红糖30克，干白菜根1个（20~30克）。

【制法】先将白菜根、生姜洗净切

片，加水煎汤，去渣，调入红糖化服。

【用法】每日3剂，日服3次。

【主治】风寒感冒，症见怕风，微发热或不发热，鼻塞流清涕，头痛或兼咳嗽，舌苔薄白，脉缓。

加味石膏汤

【组成】石膏60克，茶叶、淡豆豉各15克，栀子5枚，薄荷30克，荆芥5克，葱白3根。

【制法】水煎。

【用法】每日1剂，日服2次，宜温服。

【主治】风寒感冒，体热头痛等。

银楂蜂蜜汤

【组成】金银花30克，山楂10克，蜂蜜250毫升。

【制法】先将前2味放入砂锅内，加水适量，置武火上煎沸，再用文火煎3~5分钟后取出药液，再加水适量，如上法煎沸取汁。将2次药液合并，放入蜂蜜，搅拌均匀。

【用法】分3次服用，或随时饮服。

【主治】风热感冒，便秘夹积。

五味香薷饮

【组成】香薷、金银花、淡竹叶、六一散（包煎）各10克，藿香9克。

【制法】水煎。

【用法】每日1剂，日服2次。

【主治】暑令感冒。

桑菊饮

【组成】桑叶15克，杭菊花30克，薄荷（后入）10克，鲜芦根50克。

【制法】先将桑叶、杭菊花、芦根3味放入砂锅内，加清水500毫升，煎沸后加入薄荷，文火煎5~10分钟。水煎2次，将2次药汁混合。

【用法】分2或3次服用，每日1剂。

【主治】风热感冒，头痛、发热、口渴欲饮者。

大白萝卜汁

【组成】大白萝卜。

【制法】将大白萝卜洗净，捣烂取汁。

【用法】滴入鼻内，治各种头痛；饮用治中风头痛。

【主治】治感冒头痛、火热头痛、中暑头痛及中风头痛等。

萝卜甘蔗汤

【组成】萝卜、甘蔗各500克，金银花10克，竹叶5克，白糖适量。

【制法】萝卜与甘蔗切块，加水于砂锅内，下金银花、竹叶共煎，饮服时加白糖。

【用法】可当茶饮，每日数次。

【主治】消积化热，润燥止痛。治感冒，症见发热、咽喉疼痛及鼻干等。

西瓜番茄汁

【组成】西瓜、番茄各适量。

【制法】西瓜取瓤，去籽，用纱布绞挤汁液。番茄先用沸水烫，剥去皮，也用纱布绞挤汁液。

【用法】二汁合并，代茶饮用。

【主治】清热解毒，祛暑化湿。治夏季感冒，证见发热、口渴、烦躁、小便赤热、食欲不佳、消化不良等。

醋熏法

【组成】米醋不拘量。

【制法】米醋加水适量，文火慢熬。

【用法】在室内烧熏约 1 小时。

【主治】消毒杀菌。有预防流行性感冒、脑膜炎之功效。

核桃葱姜茶

【组成】核桃仁、葱白、生姜各 25 克，茶叶 15 克。

【制法】将前 3 味捣烂，与茶叶共置砂锅内，加水煎汤，去渣。

【用法】1 次服下。服后卧床盖被以取微汗。

【主治】辛温解表，宣肺散寒。用治风寒感冒。

冰糖鸡蛋汤

【组成】鸡蛋 1 个，冰糖末 30 克。

【制法】将鸡蛋打入碗内，加入冰糖末调匀。

【用法】每晚睡前用沸水冲服。

【主治】滋阴润燥，清热化痰，止咳。用治风热感冒，证见发热重，恶寒轻，咽红肿痛，咳嗽痰黄，身触有汗等。

绿豆冰糖茶

【组成】绿豆 50 克，冰糖 15 克，绿茶 5 克。

【制法】将绿豆洗净，捣烂，与茶叶、冰糖一同放入杯内，冲入沸水，加盖闷20分钟。

【用法】代茶饮用，每日 1~2 剂。

【主治】清热解毒。主治流行性感冒。

葱白生姜汤

【组成】葱白（连须）、生姜片各

20 克。

【制法】将上药煎水 1 碗，加少许红糖。

【用法】趁热一次服下（葱姜不需服下）后马上睡觉，全身出大汗即愈。

【主治】主治风寒感冒。

藿香银花汤

【组成】藿香、金银花各 15 克，蝉蜕、甘草各 6 克，紫苏、半夏、陈皮、茯苓各 10 克。本方亦可随症加减。

【制法】水煎。

【用法】每日 1 剂，分 2~3 次内服，期间注意避风。

【主治】用治外感风寒。

香石清解剂

【组成】香薷、金银花、连翘、荆芥、知母、射干、板蓝根、藿香、滑石各10克，薄荷、熟大黄、甘草各6克，生石膏30克。

【制法】上方诸药共研为末，分为 10 等份，分别用棉纱袋装好备用。

【用法】每次 2~3 袋泡服，每日 3 次，热退后再服 1 日。

【主治】发汗解表，清热解毒，化湿利咽。主治病毒性上呼吸道感染并高热。

酒煮荔枝肉

【组成】荔枝肉 30 克，黄酒适量。

【制法】用酒煮荔枝肉。

【用法】趁热顿服。

【主治】通神益气，消散滞气。治气虚感冒。

柴胡鸭跖草汤

【组成】柴胡 12 克，鸭跖草 25 克，金银花 15 克，板蓝根 20 克，桔梗、桂枝各 10 克，生甘草 6 克。

【制法】将上药用水浸泡 60 分钟（以水淹没药为度），用文火煮沸 3 次，合并药液。

【用法】每日 1 剂，分 2 次口服。

【主治】治感冒。

银花山楂汤

【组成】金银花 30 克，山楂 10 克，蜂蜜 250 毫升。

【制法】将金银花与山楂放入砂锅内，加水置武火上烧沸，约3~5分钟后，将药液滤入碗内。再加水煎熬1次后滤出药液。将2次药液合并，放入蜂蜜搅匀。

【用法】服用时温热，可随时饮用。

【主治】清热解毒，散风止痛。治风热感冒，证见发热、头痛、口渴等。

支气管炎

支气管炎属中医的“咳嗽”“痰饮”等病范畴。临床以咳嗽、咳痰或无痰为特征。一般可分为急性支气管炎和慢性支气管炎两大类。急性支气管炎是由病毒、细菌的感染，或物理与化学的刺激所引起的支气管和气管的急性炎症。古谓：“五脏六腑，无不令人咳。咳证虽多，无非肺病。”本病原因虽多，皆责之于肺。无论外感与内伤，皆可诱发本病。急性者多因外感风寒、风热或风燥之邪，或由口鼻而入，或由皮毛而受。邪袭肺卫，以致肺气不宣，清肃失司，痰饮滋生，肺气上逆；或感受燥气，肺津受灼，痰涎黏结，阻滞肺气所致。疲劳、受惊、上呼吸道感染等，是导致本病的诱因。急性者初起常有喉痒、干咳等上呼吸道感染症状。发病1~2日后，咳出少量黏痰或稀薄痰，之后逐渐转为黄稠痰或白黏痰。急性支气管炎失治迁延可转化为慢性支气管炎；慢性支气管炎多由急性支气管炎反复发作转变而成。慢性者以早、晚咳嗽加重，痰多呈白色稀薄或为黏稠痰，且反复发作。继发感染时可伴有全身症状和咳脓痰。如经久不愈，严重者可导致肺气肿或肺源性心脏病。患者体质多比较虚弱。慢性支气管炎继发感染，又可引起急性发作。本病是临床常见病。急性支气管炎多属外感咳嗽，慢性支气管炎多属内伤咳嗽。

支气管炎发病时很像感冒，表现为刺激性咳嗽，1~2天后咳痰，开始为白色黏稠痰，后为黏液脓性痰，或痰中带血丝。若久治不愈，症状可逐渐加重，咳嗽长年持续，痰多，呈泡沫黏液；有的患者有喘息和哮鸣音。常伴胸骨后疼痛、疲倦、头痛、全身酸痛等症状。本病冬季发病率高，以老年人、小儿为多见。

参术灵脂汤

【组成】党参、五灵脂、苍术、生姜各10克。

【制法】将上药水煎浓缩为200毫升（为3天量），加入适量蔗糖分瓶封装。

【用法】每次服10~20毫升，日服3次，连服1~2个月。患者在其慢性迁延期初起（大约在每年的11月至第二年3月）时服药。

【主治】慢性支气管炎。

。

马钱子散

【组成】马钱子（炮制）、花椒各3克，牵牛子、杏仁各6克。

【制法】上药共研细末，贮瓶备用。

【用法】用时取本散3克，黄酒适量调成糊状，置于7厘米 ×2厘米胶布上，贴于膻中穴。5~7天换药1次，3次为1个疗程。

【主治】慢性支气管炎。

百部紫菀汤

【组成】百部30克，紫菀25克，山药20克，甘草15克。

【制法】水煎3次，合并药液为100毫升。

【用法】每日1剂，分3次口服，服前可加糖或蜜矫味。10剂为1个疗程。

【主治】慢性支气管炎。

禹锡丸（黑丸子）

【组成】肉桂、皂角炭、干姜炭各等份。

【制法】上药共研细末，和匀，炼蜜为丸，肉桂末为衣。

【用法】用时每服1.5~3克，日服2次，温开水送下。

【主治】老年慢性支气管炎及寒喘痰多者。

润肺止咳汤

【组成】杏仁10克，大鸭梨1个，冰糖20克。

【制法】将杏仁去皮、尖，捣碎；鸭梨洗净，去皮、核，切块；冰糖捣碎，备用。砂锅内加清水适量，放入杏仁、鸭梨块，以武火煮沸，改用文火煎15~20分钟，调入冰糖，令其溶化即成。

【用法】每日1剂，代茶饮用。

【主治】急性支气管炎，燥咳尤宜。

百部夏姜汤

【组成】百部、紫菀各10克，干姜6克，姜半夏15克。

【制法】水煎。

【用法】每日1剂，日服2次。

【主治】风寒咳嗽。

桑菊贝母汤

【组成】桑叶、菊花、浙贝母、杏仁各10克，桔梗6克，甘草3克。

【制法】水煎。

【用法】每日1剂，日服2次。

【主治】急性支气管炎（风热咳嗽）。

桑银枇杷汤

【组成】桑叶、金银花、枇杷叶、天冬各10克。

【制法】水煎。

【用法】每日1剂，日服2次。

【主治】燥热咳嗽。

佛耳散

【组成】连钱草（佛耳草）、地龙各15克。

【制法】共研细末，分成2包。

【用法】每取1包，开水冲服，日服2次。

【主治】慢性支气管炎。

向日葵汤

【组成】向日葵（干品）300克，金钱草（干品）100克。

【制法】水煎2次，每次煎1小时，合并药液，浓缩至240毫升。

【用法】日服1次，每次服60毫升，小儿酌减。

【主治】慢性支气管炎。

黛蛤丸

【组成】青黛、蛤粉各等份。

【制法】上药共研细末，炼蜜为丸。

【用法】每次服6克，日服2次，温开水送服。

【主治】肝火咳嗽。

沙参饮

【组成】南沙参、生地黄、川贝母各10克，桔梗6克，甘草3克。

【制法】水煎。

【用法】每日1剂，日服2次。

【主治】阴虚咳嗽。

百部罂粟汤

【组成】百部、麻黄、白果、罂粟壳各9克，甘草6克。

【制法】水煎。

【用法】每日1剂，日服2次。

【主治】久咳不愈。

葛红汤

【组成】葛根30克，红花6克，杏仁10克，鱼腥草15克，川贝母、百部、款冬花各10克。

【制法】水煎。

【用法】每日1剂，分2次温服。

【主治】慢性支气管炎。

茜草散

【组成】茜草9克（鲜茜草18克），橙皮18克。

【制法】加水200毫升煎成100毫升。

【用法】日服2次，每次50毫升。10天为1个疗程。

【主治】慢性支气管炎。

补元御风汤

【组成】潞党参15克，当归10克，熟地30克，鹿角霜10克，焙内金6克，淮山药30克，炙麻黄6克，杏仁10克，川贝母10克，桑白皮10克，陈皮10克，黄芩10克，白茯苓10克，蝉蜕6克，白僵蚕10克，炒葶苈子6克，甘草10克。

【制法】水煎。

【用法】每日1剂，分3次服，42剂为1个疗程。

【主治】慢性支气管炎。

固本强肺汤

【组成】当归、桑白皮、川贝母、淡黄芩、杏仁、白僵蚕、白云苓、远志、五味子、甘草各10克，炒葶苈子6~15克，炙麻黄、水蛭、陈皮、木香（后下）、露蜂房各6克，冰糖30克。

【制法】水煎3次。

【用法】每日1剂，分3次服，42剂为1个疗程。

【主治】哮喘型支气管炎。

平地木瓜蒌汤

【组成】紫金牛25克，蒸百部、全瓜蒌、桃仁、炙甘草各10克，绞股蓝30克，焦山楂20克。

【制法】水煎。

【用法】每日1剂，10剂为1个疗程。

【主治】慢性支气管炎，适宜寒邪侵袭、寒痰壅滞、肺脾两虚患者。

木槿汤

【组成】鲜木槿条120克。

【制法】洗净，切断，水煎2次，将滤液合并并浓缩成100毫升。

【用法】每日2次分服，连服10天为1个疗程。

【主治】慢性支气管炎。

三拗汤

【组成】麻黄4.5克，杏仁9克，生甘草3克。

【制法】水煎。

【用法】每日1剂。

【主治】急性支气管炎。

紫苏白术粳米粥

【组成】紫苏叶10~15克，白术30克，粳米100克。

【制法】如常法煮粥，等到粥熟时加入紫苏叶再熬 3 分钟即成。

【用法】趁热时服，每日 1 剂。

【主治】适用于急性支气管炎属风寒束肺型，症见咳嗽、痰白而稀，或见恶寒发热、无汗、头痛、身痛、鼻塞流清涕，苔薄白，脉浮紧。

醋豆腐方

【组成】醋 50 毫升，豆腐 300 克，植物油 30 克，葱花少许。

【制法】将油烧热后倒入葱花，加少许盐，而后倒入豆腐，将豆腐压成泥状后翻炒，加醋，再加少许水继续翻炒，起锅。

【用法】趁热当菜吃。

【主治】适用于急性支气管炎属风寒束肺型。

桑白皮枇杷叶汤

【组成】桑白皮、枇杷叶各 12 克。

【制法】水煎。

【用法】每日 1 剂。

【主治】适用于治疗风热型急性支气管炎。

鸡蛋鱼腥草

【组成】鸡蛋 1 枚，鱼腥草 30 克。

【制法】将鱼腥草浓煎取汁，用滚沸的药汁冲鸡蛋 1 枚。

【用法】温服，每日 1 次。

【主治】适用于急性支气管炎属风热犯肺型，症见咳嗽、咳痰黄稠，或见发热、微恶风寒、口干咽痛、鼻塞流黄浊涕，舌尖红，苔燥白干或薄黄，脉浮数。

荞麦蜂蜜茶

【组成】荞麦面 120 克，茶叶 6 克，蜂蜜 6 毫升。

【制法】茶叶研末，与荞麦面、蜂蜜和匀。每剂为 20 克。

【用法】用沸水冲泡 5 分钟即成。每日 1 剂。

【主治】适用于一般性支气管哮喘。

丝瓜茶

【组成】丝瓜 200 克，茶叶 5 克，食盐少许。

【制法】先将丝瓜切片加盐少许煮熟，茶叶以沸水冲泡 5 分钟后取汁，倒入丝瓜汤内即可。

【用法】每日 1 剂，不拘时饮服。

【主治】用于急、慢性咽喉炎，咽痒不舒，扁桃体炎及支气管炎、咳嗽等。

蒸冬瓜汁

【组成】嫩冬瓜（未脱花蒂）1个。

【制法】于一头切一盖子，填入冰糖适量，再以盖子封固，放蒸笼内蒸取汁液。

【用法】分2次饮。

【主治】用于痰热喘咳或哮喘。

大蒜猪苦胆

【组成】大蒜50克，猪胆6具。

【制法】先将鲜猪胆洗净切开，取胆汁，大蒜砸碎成泥，按3∶1的比例胆汁和大蒜拌在一起，24小时后烘干，研成末装入胶囊中自制成药。

【用法】每次服1克，每日3次，饭后服用。

【主治】治疗急性支气管炎咳嗽、痰黄稠者。

莲藕罗汉果甜汤

【组成】罗汉果2颗，莲藕1根（约500克），大枣12枚，冰糖适量，清水1500毫升。

【制法】将罗汉果洗净外皮，用刀轻轻拍裂外壳，取出果肉。大枣用清水洗净，如果外皮褶皱太多，用清水浸泡5分钟后再洗净。莲藕削去外皮洗净后，切成5毫米厚的圆片。将罗汉果肉和大枣放入锅中，加清水后大火煮沸，改成小火煲煮20分钟。然后将莲藕片和冰糖（随意）放入，用小火再煮15分钟即可。

【用法】夏季建议冷却后冰镇饮用。春秋及冬季则趁热喝。此款甜汤适合在夏天饮用。

【主治】可治疗风热袭肺引起的急性支气管炎，咳嗽痰黄，咳痰不爽，声音嘶哑和咽痛不适。

麻黄蜜

【组成】麻黄、白蜜各200克。

【制法】将麻黄研成细末，二味拌和，加水3碗，器皿封盖，饭锅中蒸9次。

【用法】每日服2匙，以愈为度。

【主治】治慢性支气管炎哮喘明显者。

莲子百合煲瘦肉

【组成】莲子、百合各30克，猪瘦肉200克。

【制法】加适量水炖1.5小时。

【用法】适量饮用。

【主治】适应干咳烦躁、渴饮、失眠多梦、肺燥阴虚型慢性支气管炎。

大蒜瓜秧

【组成】石膏90克，前胡、甘草、

大蒜各 30 克，丝瓜秧、冬瓜秧、南瓜秧各 1000 克。

【制法】取秋季瓜秧最好，将瓜秧汁榨出，取700毫升。大蒜、前胡、甘草、石膏用纱布包好，放入瓜秧汁，入蒸锅隔水蒸制。

【用法】每月可服用 2 次，每次 50 毫升。

【主治】治慢性支气管炎咳嗽气喘。

大蒜牛肺饭

【组成】大蒜 30 克，牛肺 200 克，姜汁 10 毫升，粳米适量。

【制法】将牛肺切成小块与粳米、大蒜焖成米饭，出锅加入姜汁拌匀，可做饭食，定量食用。

【用法】适量食用。

【主治】可治慢性支气管炎肺虚咳喘。

止咳茶

【组成】满山红花、绿茶、暴马子树叶各等量。

【制法】将满山红花与暴马子树叶（树叶蒸熟晒干）拌匀即得。每次取上药 10~20 克，以沸水冲泡 10~15 分钟即可。

【用法】温服，每日 2 次。

【主治】用于慢性支气管炎咳嗽、气喘。

茶子百合丸

【组成】茶子、百合各等量。

【制法】研为细末，加蜜调为丸，如梧桐子大。

【用法】每服7丸，新汲水（刚打的井水）送下。

【主治】用于肺阴虚之咳嗽，久咳不止，痰少而黏。

银杏膏

【组成】陈细茶 120 克（略焙为细末），白果肉（一半去白膜，一半去红膜擂烂）、核桃仁各 120 克（方擂），蜜 250 克，生姜汁 150 毫升。

【制法】入锅内炼成膏。

【用法】不拘时服，每次 2 汤匙。

【主治】用于气管炎和年久咳嗽吐痰。

款冬花茶

【组成】款冬花 9 克，紫菀 5 克，炙甘草 5 克，绿茶 1 克，蜂蜜 25 毫升。

【制法】以上 4 味加水 400 克，煎煮 3 分钟，经纱布过滤后加入蜂蜜，再煮沸即可。

【用法】代茶饮。

【主治】适用于多种慢性咳嗽、气喘及肺虚久咳等。

冬病夏治膏

【组成】炙白芥子、延胡索各21克，甘遂、细辛各12克。

【制法】4药共研细末在三伏天使用，每次用1/3的药面，加生姜汁调成膏状。

【用法】分别将药面放在6块直径5厘米的油纸上贴在背部肺俞、心俞、膈俞（均为双侧）6个穴位上，然后用胶布固定4~6小时后去掉，每于初伏、中伏、末伏共贴3次，连续贴治3年。

【主治】防治咳喘。

支气管扩张

支气管扩张是一种感染性疾病，为支气管及其周围组织慢性炎症损坏气管壁造成的支气管扩张和变形，简称“支扩”。本病起病缓慢，病程较长，多属中医的“咳嗽”“痰饮”“咯血”等病范畴。

肺为娇脏，不耐邪侵。肺被邪热熏灼，血络受损，肉腐血败，以致气失宣畅、出入升降失调所致。慢性咳嗽，咳吐大量脓性痰，腥臭难闻，反复咯血。继发感染，则发热、胸闷，或轻微疼痛、盗汗。累及于脾则脾虚，常伴有食欲减退、消瘦、软弱无力、指（趾）变形等。

二百蛤及汤

【组成】百合、蛤壳、白及各30克，百部15克。

【制法】水煎。

【用法】每日1剂，日服2或3次。

【主治】支气管扩张症、肺结核、百日咳、久咳、咳嗽痰血。

款冬汤

【组成】款冬花、冰糖（即晶糖）各9克。

【制法】上药用开水冲泡，频频服之。

【用法】每日1剂。

【主治】支气管扩张咳嗽。

支扩汤

【组成】鲜小蓟60克（干品15~30克），白及、蒲黄各15克，三七、蛤壳粉（包）、阿胶（烊化）各9克。

【制法】水煎。

【用法】每日1剂，日服2次。

【主治】支气管扩张伴各种类型出血者，尤宜于大出血者。

白及散

【组成】白及50克，百部、川贝母、三七各15克。

【制法】上药共研细末，储瓶备用。

【用法】每次服3~5克，日服3次，开水送服。3个月为1个疗程。

【主治】支气管扩张。

清肺止血汤

【组成】薏苡仁18克，鹿含草、白茅根、芦根各15克，黄芩、连翘、脱力草、六月雪各12克，侧柏叶、藕节、陈皮、半夏、竹茹、瓜蒌各9克。

【制法】水煎。

【用法】每日1剂，早晚各服1次。

【主治】支气管扩张，属痰热恋肺者。症见咳嗽痰多，色黄质稠，痰中带血或咯血，血色鲜红，口干口苦，舌红苔腻，脉滑。

咳嗽

咳嗽是指肺气上逆作声，咳吐痰液，为肺系疾病的主要证候之一。西医学的急、慢性支气管炎，支气管扩张，常以咳嗽为主要症状，与中医学咳嗽相合。

温阳止咳方

【组成】熟枣仁18克，炙黄芪、炒山药各12克，炒白术、米炒南沙参各9克，炒潞党参、炒熟地、半夏各6克，炙远志4.5克，肉桂粉（吞服）、制附片、炮姜、夏枯草各3克，炒黄芩1.5克，煅龙齿15克，炒秫米30克（煎汤代水煎药）。

【制法】水煎。

【用法】每日1剂。

【主治】脾肾阳虚之咳嗽，痰多，口干不欲多饮，便溏，舌苔灰黑而润，脉象重取沉细无力。

辛凉轻宣方

【组成】冬桑叶、杏仁泥、炒枳壳、前胡、甘草各 10 克，桔梗 6 克。

【制法】水煎。

【用法】分 3 次服，可续服 3~5 剂。

【主治】咳嗽，喉痒，气逆作呛。

青白止咳方

【组成】青果 5 枚，白萝卜半个。

【制法】水煎。

【用法】日服 2 次。

【主治】咳嗽，咽部红肿。

支气管哮喘

支气管哮喘早在《内经》中就有“吼病”“喘息”“呷咳”等名描述，至金元时期才以“哮喘”命名，是一种在支气管敏感性增高的基础上，由变应原或其他因素引起的以气道广泛变窄为特征的变态反应疾病。它是临床常见多发病。无论成年人还是小儿，一年四季均可发病，尤以寒冬季节及气候急剧变化时发病较多。一旦罹患，每多反复发作，缠绵不愈。

引发本病之诱因较多。多因身体素虚或因肺有伏痰，遇外感风寒、精神刺激、抑郁或环境骤变、吸入粉尘、煤烟以及饮食不节等因素，皆可触动肺内伏痰而诱发本病。当发作时，痰随气动，气因痰阻，相互搏击，阻塞气道，肺气上逆而致哮喘发作。

临床特点为反复发作的呼吸急促、胸闷气粗、咳嗽、喉间有哮鸣声、咳痰或呈典型的以呼气为主的呼吸困难，多呈阵发性发作，可伴有烦躁或萎靡，面色苍白或青紫，出汗，甚则神志不清。临床一般分为急性发作期和缓解期。前者病变在肺，证分寒热。后者累及脾肾，三脏皆虚。这些改变都是可逆的，可自行缓解。

本病一般属中医哮病范畴。中医治疗本病，发作期以祛邪为主，缓解期以扶正为主；根据辨证之寒热、痰郁以治之，根据阴阳气血，所病脏腑分别调补。

麝香膏

【组成】麝香 5 克，生姜（捣烂取汁）15 克。

【制法】将麝香用姜汁调成糊状，蘸在小胶布上 1.5 克。

【用法】贴于膻中穴或定喘穴上。

夏季初伏时贴，10 天换 1 次，贴至二伏、三伏为止。连贴 1~2 年即愈。

【主治】支气管哮喘，慢性支气管炎。

蛤蚧散

【组成】蛤蚧 1 对，海螵蛸 24 克。

【制法】将上药焙黄后研为细末，加入白糖或冰糖（研细）500 克混匀，装瓶备用。

【用法】用时每次服 21 克，空腹白开水送服。

【主治】支气管哮喘。

哮喘膏

【组成】麻黄、紫菀、杏仁各 45 克，川贝母 15 克，鲜姜汁、蜂蜜、芝麻油各 300 克。

【制法】先将芝麻油煎沸，加入蜂蜜再煎沸，再加入姜汁煎沸后，加入上述药末（前 4 味药共研细末）调匀，煮 5~6 分钟即成膏。

【用法】哮喘严重者，每日早、晚各服 1 茶匙（饭后半小时服）；症状轻者，用量减半。14 天为 1 个疗程。未愈者隔 5 天后再服第 2 疗程。

【主治】支气管哮喘。

润肺散

【组成】冰糖120克，黑芝麻250克，川贝母100克，蜂蜜120毫升。

【制法】上药共研细末，储瓶备用。每取 1.5~3 克用生姜汁调成稀糊状。

【用法】每日早、晚各服 1 次。常服有效。

【主治】老年哮喘。

地龙丸

【组成】地龙 60 克，百部、杏仁各 50 克，麻黄 40 克。

【制法】上药共研细末，炼蜜为丸如梧桐子大。

【用法】每次服 9 克，日服 3 次，饭后用开水送服。10 天为 1 个疗程。

【主治】肺气肿哮喘。

玉屏风散

【组成】黄芪18克，白术、白芍各12克，防风、桂枝、生姜各6克，大枣5枚。

【制法】水煎。

【用法】每日 1 剂。

【主治】适用于哮喘缓解期属肺虚者，症见气短声低，咳痰清稀色白，面白神疲，平素自汗，怕风，常易感冒，每因气候变化而诱发，发作喷嚏频作，鼻塞流清涕，舌淡苔白，脉细弱或虚大。

鳖甲杏仁散

【组成】鳖甲 30 克（涂醋炙令黄，去裙襕），杏仁 15 克（汤浸，去皮、尖，麸炒微黄），赤茯苓 30 克，木香 30 克。

【制法】上药捣筛为散，每服15克，以水200毫升，入生姜3克，灯芯草1束，煎至120毫升，去渣。

【用法】不计时候，温服。

【主治】治上气喘急，不得睡卧，腹胁有积气。

麻黄白果冬瓜子

【组成】麻黄 6 克，白果仁 12 克，冬瓜子 15 克，白糖或蜂蜜适量。

【制法】麻黄、冬瓜子用纱布包，与去壳白果同煮沸后文火煮 30 分钟，加白糖或蜂蜜。

【用法】连汤服食。

【主治】清肺平喘化痰。

花生粥

【组成】花生米 50 克，桑叶、冰糖各 15 克。

【制法】取饱满花生米洗净，沥去水分，桑叶拣去杂质；花生米加水烧沸，入桑叶及冰糖，改小火同煮至烂熟，去桑叶。

【用法】其余服食。

【主治】是肺燥咳嗽、哮喘发作、百日咳、大便干结等病症良好的辅助治疗食品。

百合花生赤豆粥

【组成】百合 10 克，花生仁 50 克，赤小豆 60 克，白糖适量。

【制法】花生仁、赤小豆洗净，加水适量用大火煮沸，再改用小火煮至半熟，加百合、白糖煮至粥熟即成。

【用法】早、晚餐食用。

【主治】用于支气管哮喘。

豆腐萝卜糖水

【组成】豆腐 500 克，生萝卜汁 100 毫升，麦芽糖 100 克。

【制法】混合煮开，为 1 日量。

【用法】分早、晚 2 次服。

【主治】适用于肺热型哮喘病患者。

萝卜炖猪肺

【组成】鲜萝卜 500~1000 克，猪肺 1 具。

【制法】萝卜洗净切块，猪肺反复洗净切块，一起炖烂熟调味食用。

【用法】适量食用。

【主治】可治虚性哮喘。

萝卜半夏沉香煲猪心

【组成】猪心1具，白萝卜200克，沉香、半夏各3克，姜、葱、精盐、料酒、胡椒面、鸡精粉各适量。

【制法】将猪心切厚片，冲洗干净；白萝卜去皮洗净，切块；沉香、半夏捣碎，用纱布包住。把猪心、沉香、半夏包放入煲中，掺入清水，放入姜（拍破）、葱（挽结）、料酒、胡椒面，小火煲至猪心熟时，拣去姜、葱、沉香、半夏包不用，放入萝卜块，调入精盐、鸡精粉，续煲至萝卜熟透即可。

【用法】适量服食。

【主治】适用于支气管哮喘急性发作期体质虚寒者的饮食调养。

百合大枣银杏羹

【组成】百合50克，大枣10枚，白果50克，牛肉300克，姜、盐各3克。

【制法】将新鲜牛肉用开水洗干净之后，切薄片；白果去壳，用水浸去外层薄膜，再用清水洗净；百合、大枣和生姜分别用清水洗干净；大枣去核；生姜去皮，切片。砂锅内加入适量清水，先用猛火煲至水滚，放入百合、大枣、白果和生姜片，改用中火煲百合至将熟，加入牛肉，继续煲至牛肉熟，放入盐少许，即可盛出食用。

【用法】适量食用。

【主治】补血养阴，滋润养颜，润肺益气，止喘，涩精。

蛤蚧龙眼

【组成】蛤蚧1对，鱼肚80克，龙眼肉20克，淮山药16克，枸杞子16克，大枣20克，党参20克，姜4克，盐4克。

【制法】将花胶（鱼肚）隔夜用水浸透，切块，用水洗净；蛤蚧擦去鳞片、去头、去爪，用水洗净，切块。龙眼肉、淮山药、枸杞子、党参、生姜和大枣用水洗净。淮山药、党参切成片。生姜去皮，切片。大枣去核。将全部材料放入电子瓦煲内，加入开水，炖5小时。

【用法】加入细盐调味，即可饮用。

【主治】此汤对身体虚弱、心肺气虚、呼吸无力、喘促、精神疲乏、气力不足、心跳不安、失眠、头晕眼花、耳鸣、面色苍白、食欲缺乏等症有帮助。平常人食用也有滋补强壮、健脾开胃的作用。

化哮八宝丹

【组成】琥珀、珍珠、朱砂各2克，钟乳石8克，冰片1克，羊胆6克，蜂胶、乌贼炭各 12 克。

【制法】上药研极细末，蜂胶糊丸如绿豆大。

【用法】每服 1 克，日服 3 次，每次以土茯苓 30 克，煎汤送下。

【主治】过敏性哮喘。

咳喘合剂

【组成】天门冬 12 克，黄荆子 15 克，石韦 30 克，佛耳草 15 克。

【制法】水煎。

【用法】上方为 1 日量，可制成合剂服用。

【主治】支气管炎及痰热哮喘。

二麻四仁汤

【组成】炙麻黄、麻黄根、生甘草各 4.5 克，苦杏仁、桃仁、郁李仁、白果仁（打）、百部、款冬花、辛夷、苍耳子各 9 克，车前草 24 克。

【制法】水煎。

【用法】哮喘大发作每日 1 剂，甚者 1 剂半；缓解期隔日 1 剂或服 5 剂停 2 日后再服。

【主治】哮喘病。

杏仁四子汤

【组成】杏仁、苏子、莱菔子、葶苈子各 10 克，白芥子 3 克。

【制法】水煎。

【用法】每日 1 剂。

【主治】慢性支气管炎，支气管哮喘。

宣肺化痰定喘方

【组成】黄芪 20 克，炙麻黄、杏仁、甘草、知贝母各 10 克，蔓荆子、地龙、炙半夏、淫羊藿、补骨脂各 15 克。

【制法】水煎。

【用法】每日 1 剂，2 次分服。

【主治】哮喘，肺肾两虚，宿痰伏肺，肺失宣降，肾不纳气。

清肺化痰汤

【组成】板蓝根、芦根各 20 克，天竺黄、鱼腥草各 15 克，玄参、炙紫菀各 12 克，黄芩、浙贝母、橘红、炒杏仁、白前、甘草各 10 克。

【制法】水煎。

【用法】轻者日服 1 剂，早晚 2 次分服，重者日服 2 剂，分 4 次服完。

【主治】风温，春温，冬温，温邪犯肺所致的咳喘。

温阳平喘方

【组成】麻黄、桂枝、款冬花、紫

菀各9克，附片6克，细辛1.5克。

【制法】水煎。

【用法】每日1剂。

【主治】哮喘，阳气内伤。症见哮喘年久，暑天亦发，形寒畏冷，神乏，咳嗽痰少，舌淡，苔灰黑而滑润，脉沉。

肺结核

肺结核，中医叫作肺痨或痨瘵，是一种由结核菌侵入肺部后产生的慢性呼吸道传染病。《严氏济生方》云："夫痨瘵一证，为人之大患。凡受此病者，传染不一，积年染疰，甚至灭门，可胜叹哉。"

此病因结核分枝杆菌传染所致。多因素体虚弱，正气不足，饮食不洁，或与肺结核患者混用碗筷吃饭，或吃患者剩食物，或与患者对面谈话、接触者。

初起一般症状较轻，咳嗽不甚，仅神疲乏力，食欲缺乏。继则咳嗽加重，午后潮热，两颧发赤，唇红口干，咯血，盗汗，失眠，身体消瘦。男子多伴梦遗，女子多伴经闭，或伴胸痛、呼吸困难等局部症状。听诊可闻呼吸音减弱，偶尔可听到啰音。临床所见，尤以"咳嗽、潮热、咯血、盗汗"四症为常见，且又常以单一症状为主。其病机在早期多为气阴不足，后期多为阴虚火旺。

自从有了特效抗结核药物以后，已无必要长期休息，特别是卧床休养。但有高热或有大量或中量咯血时，应全天卧床休息。随着症状的消失和体力的逐渐恢复，可以逐步增加活动量。肺结核病人由于肺组织遭受破坏，需要增加一些营养，以弥补疾病消耗，有利于组织的修复。但过分强调营养也无必要。排菌病人通常肺里有空洞，痰中检出结核菌，而且大多有咳嗽，在咳出的小飞沫中含有很多结核菌。结核病人最危险的传染时期是排菌病人并未被发现的这一阶段。明确诊断后开始治疗，采取一些必要预防措施，则基本上不再有传染的可能性。

抗结核合剂

【组成】猫爪草40克，天葵子20克，薏苡仁、牡蛎各30克，蒸百部15克，蛤蚧末（冲）3克。

【制法】水煎。

【用法】每日1剂，日服2次。亦

可煎水外洗。3 个月为 1 个疗程。

【主治】全身内外各个部位的结核病（如肺结核、结核性脑膜炎、淋巴结核、结核性胸膜炎、结核性腹膜炎、肾与膀胱结核、骨结核、皮肤结核、喉结核、肠结核、子宫内膜结核）。

藕节汤

【组成】藕节 5 个，白茅根、白糖各 30 克。

【制法】水煎。

【用法】每日 1 剂，水煎 2 次，将两汁混合，兑入白糖，日服 2 次。或将藕节、白茅根洗净，制为粗末，一同放入杯内，加白糖，用沸水冲泡即可。代茶饮用。

【主治】肺结核，咯血等。

虚劳膏

【组成】鸭梨、白萝卜各 1000 克，生姜、炼乳各 250 克，蜂蜜 250 毫升。

【制法】先将鸭梨、白萝卜和生姜洗净、切碎，分别以洁净的纱布绞汁，取梨汁、萝卜汁放入锅中，先以大火、后以小火煎熬浓缩如膏状时，加入生姜汁、炼乳和蜂蜜，搅匀，继续加热至沸，停火，待冷装瓶备用。每次服 1 汤匙，以沸水冲化或加黄酒少许，顿饮。

【用法】每日 1~2 次。

【主治】虚劳、肺结核低热、久咳不止等症。

及贝散

【组成】白及 250 克，川贝母、紫河车各 60 克，海螵蛸 15 克。

【制法】上药共研细末，储瓶备用。

【用法】每次取 10 克，放入杯内，开水冲服，日服 2 次。

【主治】肺结核。

四草汤

【组成】夏枯草、鱼腥草各 30 克，金荞麦、百部各 15 克，冬虫夏草 10 克。

【制法】水煎。

【用法】每日 1 剂，日服 2 次。

【主治】肺结核咳喘。

猪肺方

【组成】猪肺 1 个，白及 30 克，百部、麦冬、川贝母、黄芪、杏仁各 15 克。

【制法】先将后 6 味药共研细末，以蜜调成稀糊状，灌入猪肺内，将气管扎住，加少许食盐，置瓦罐内，加水煮熟烂即可。

【用法】每日 1 剂，分 2 次服完。

【主治】肺结核。

黄芪汤

【组成】黄芪 30 克，熟地黄、玄参、当归各 15 克。

【制法】水煎。

【用法】每日 1 剂，日服 2 次。

【主治】肺结核盗汗。

白百丸

【组成】①白及 1000 克，百部、川贝母、百合、牡蛎各 300 克。②白及、百部、牡蛎、穿山甲各 150 克。若痰多者加川贝母 150 克；若阴虚者加阿胶、麦冬各 90 克。

【制法】上方共研极细末（方②先用黄沙拌炒，筛去渣），炼蜜为丸如梧桐子大（方②也可用糯米汤泛丸），储瓶备用。

【用法】方①每次服 10 克，每日早、晚各服 1 次或日服 3 次。饭后服，糖开水送下，连服半年。方②病轻者每次 3 克，病重者每次 4.5 克，日服 3 次，空腹用温开水送下。2 个月为 1 个疗程。

【主治】空洞型肺结核。方②兼治浸润型肺结核。

壁虎散

【组成】壁虎适量。

【制法】将壁虎放新瓦片上焙干研细末，装入胶囊（无胶囊可用同量壁虎粉）。

【用法】每次服 3 或 4 粒（小儿 1 或 2 粒），日服 3 次。连服 3 个月为 1 个疗程。

【主治】结核病(如浸润型肺结核、肺门淋巴结结核、胸椎结核、腰椎结核等）。

地榆

【组成】地榆（干品）3000 克。

【制法】加水适量，煎煮2次，过滤，浓缩至12升。

【用法】成人每次服 30 毫升（相当于生药 7.5 克），每日 4 次。儿童酌减。咯血停止后，再服 2~3 日以巩固验证。

【主治】肺结核咯血。

地丁夏枯草

【组成】紫花地丁、夏枯草各 500 克，金银花、山药、白及、麦冬各 300 克，川贝母 60 克，黄连 15 克，化橘红、当归、茯苓、甘草各 150 克。

【制法】将上药研细末，以淡猪油 500 克、蜂蜜 3000 毫升，文火熟炼除去水分，注意掌握火候。然后将药末和入调匀为丸 300 粒，封藏待服，勿令霉变。

【用法】每日早饭前服 3 粒，3 个月为1个疗程。

【主治】肺结核。

牡蛎夏枯草

【组成】牡蛎30克，夏枯草、浙贝母、玄参、白及、天冬、北沙参各15克，百部10克，甘草6克。

【制法】水煎。

【用法】每日1剂，分2次服。40天为1个疗程。并可随症加减。

【主治】肺结核。

肺痈草地盘茶

【组成】肺痈草、地盘茶、沙参各24克，茯苓、浙贝母、地榆、白芍各9克，黄芩6克，甘草3克。

【制法】水煎。

【用法】每日1剂。

【主治】肺结核病。

黄芪牡蛎

【组成】生黄芪、生牡蛎（先煎）、浮小麦各30克，生地黄、熟地黄各15克，当归、炒黄柏、炒黄芩、麻黄根各9克，炒胡连6克。

【制法】水煎。

【用法】每日1剂，分2次服。若盗汗严重者，加白芍12克，丹皮9克，五味子6克。

【主治】肺结核盗汗。

百合玄参汤

【组成】百合、玄参、川贝母、桔梗、麦冬、白芍、当归、百部、银柴胡、胡黄连、仙鹤草、生熟地黄各10克，炙鳖甲15克，黄芪20克，甘草6克。

【制法】水煎。

【用法】每日1剂。

【主治】肺结核咯血。

蚯蚓冰糖汤

【组成】鲜地龙（蚯蚓）20条，冰糖30克。

【制法】将上药加凉开水1小碗，以武火炖至蚯蚓僵化、冰糖溶解。弃除蚯蚓。

【用法】取汤汁空腹饮服，每日2次，连服1周。

【主治】肺结核咯血。

培土生金膏

【组成】太子参、北沙参、明玉竹、淮山药、白茯苓、天门冬、甜杏仁，生、熟地各120克，生甘草、紫菀、百合各60克，五味子、川贝母各30克，白茅根240克。

【制法】上药多加水浓煎2次，滤去渣。另加冰糖1.5克，先烊化熬到滴水成珠，后加入药汁收成膏，瓷瓶封闭，埋入土中7日后取出。

【用法】每次服1大匙，滚水化下，日服3次。

【主治】肺痨。

肺痨方

【组成】南沙参、肥玉竹各15克，天麦冬、炙百部、茯苓、地骨皮、十大功劳叶各10克，生甘草、炙紫菀、桔梗各3克，生牡蛎30克（先煎），母鸡1只（500多克）。

【制法】取母鸡净身之肉，不放盐、酒等佐料，文火煮浓汁6杯。余药浸泡30分钟，文火煎煮40分钟，滤取药液，加水再煎30分钟过滤，将2次药液混合成2杯（约400毫升）。

【用法】每次服中药鸡汁1杯，每日2次。

【主治】空洞型肺结核，属阴虚火旺。

托里内消汤

【组成】金银花、当归、玄参、车前子、蒲公英、甘草各适量。

【制法】水煎。

【用法】每日1剂。

【主治】阴虚火旺肺痨和热毒壅盛腹皮痈。

滋阴鳖肉

【组成】鳖肉250克，百部、地骨皮、黄芪各15克，生地黄20克。

【制法】将鳖肉切块，百部、地骨皮、黄芪、生地黄装入纱布袋中，封口。把鳖肉放入沸水锅中，撇去浮沫，加入药物和姜片、葱段、黄酒。先用武火煮沸后，改用文火炖煮1小时。去药袋，加食盐、味精调味，再煮1~2沸即成。

【用法】每日1次，佐餐食用，连食7~10日。

【主治】用于阴虚火旺型，症见骨蒸潮热，夜寐盗汗，五心烦热，失眠梦多，急躁易怒，呛咳痰少，或痰黄黏稠，咯血量多、色鲜，胸胁掣痛，男子梦遗，舌质红绛，脉细数。

鳖血饮

【组成】新鲜鳖血30~50克。

【制法】取活鳖用竹筷刺其头部，待鳖嘴咬住竹筷后，用刀将头剁下，头腔朝下滴取血，按2∶1的比例与黄酒混合，炖热。

【用法】一次服下，隔日1次。1

个月为 1 个疗程。

【主治】肺结核属阴虚火旺型，咳呛气急，午后潮热，盗汗，五心烦热，两颧潮红，心烦失眠，胸痛，痰中夹血，形瘦乏力。

龟肉紫河车

【组成】龟 1 只（约 250 克），紫河车（健康产妇娩出之新鲜胎盘，亦称胎衣、胞衣）1 具，盐少许。

【制法】龟去甲及内脏，紫河车洗净、去血丝，切碎共煮，加盐调汤。

【用法】佐餐食用。

【主治】用于肺结核之阴虚潮热、盗汗、手足心热、气短、乏力等。

霸王别姬

【组成】乌龟1个，鳖1只，母鸡1只，香菇20克。

【制法】使乌龟排尽尿液（方法：将乌龟仰卧在高脚杯上，头冲上，不久即排尿；或者用猪鬃搔刺其鼻孔亦可使其排尿）；除去甲骨；鳖、母鸡洗净入锅。加料酒、姜、葱、香菇和清水适量；先用武火煮沸去浮沫，再改用文火炖 2 小时，入盐、味精调味即可。

【用法】佐餐食用。

【主治】用于肺结核形瘦体弱者。

全龟散

【组成】龟 1 只。

【制法】将龟 1 只用绳缚紧，黄泥封固，在火上煅焦后，去掉泥，全部研细。

【用法】每次服 6 克，每日服 2 次。

【主治】肺结核空洞，骨关节结核。症见痰成脓性而多，痰中带血，或胸部隐痛时有发生。

大蒜白及粥

【组成】大蒜（去皮）25~30 克，糯米（或粳米）30 克。

【制法】大蒜放沸水中煮 1~2 分钟后取出，另以糯米（或粳米）放入煮粥，粥成再将原蒜放入，混匀。

【用法】1 次服的同时，送服白及粉 3 克，每日早、晚各服 1 次，连服 3 个月。

【主治】临床用于治疗肺结核，能使病灶大部分或部分吸收，对结核空洞以早期可逆性空洞验证较好。

蒜糖五味子

【组成】大蒜250克，五味子125克，红糖50克。

【制法】将五味子水煎 2 次，去渣取汁与红糖、大蒜共入瓶中加盖密封半个月。

【用法】每日食蒜数瓣，饮汁少许，坚持服用。

【主治】肺结核病症会逐渐减轻。

五汁蜜膏

【组成】鸭梨、白萝卜各1000克，生姜、牛奶各250克，蜂蜜250毫升。

【制法】鸭梨去核，与白萝卜和生姜洗净，切碎，分别以洁净的纱布绞汁，取梨汁、萝卜汁放入锅中，先以大火，后以小火煎熬浓缩如膏状时，加入姜汁、牛奶和蜂蜜，搅匀，继续加热至沸，停火，待冷装瓶备用。

【用法】顿服，每日2次。每次1汤匙，以沸水冲化，或加黄酒少许。

【主治】适用于虚劳，肺结核低热，久咳不止等症。

黄花藕汁

【组成】鲜黄花菜60克，鲜藕节30克。

【制法】共捣汁。

【用法】每日2次。

【主治】可治肺结核或支气管扩张引起的咯血。

羊髓生地羹

【组成】羊脊髓50克，生地黄10克，熟羊脂油15克，黄酒25克，蜂蜜50毫升，生姜丝、精盐各少许。

【制法】先将羊脊髓、生地黄一同放入锅内，加水煮汤至熟透，捞去药渣，再加入熟羊脂油、精盐、生姜丝、黄酒、蜂蜜等，加热至沸即成。

【用法】一顿或分顿食用。

【主治】适用于肺结核之低热、咳嗽、咳痰等症。

银耳鸽蛋羹

【组成】银耳2克，冰糖20克，鸽蛋1枚。

【制法】先将银耳用清水浸泡20分钟后揉碎，加水400克，用武火煮沸后加入冰糖，文火炖烂；然后将鸽蛋打开，用文火蒸3分钟，再放入炖烂的银耳羹中，煮沸即成。

【用法】饮汤，吃银耳和鸽蛋。

【主治】适用于肺结核干咳。

鼻嗅蒜气

【组成】紫皮大蒜50克。

【制法】大蒜捣烂，蒜泥摊于玻璃瓶内。

【用法】瓶口置鼻，吸其挥发气。每次1~2小时，每日2次。

【主治】肺结核形成空洞者。

肺炎

肺炎是指由多种病原体引起终末气道、肺泡、肺间质的炎症，理化损伤、免疫损伤、过敏、药物亦可导致。以发热、咳嗽、痰多、喘憋为特征。其病位在肺，与心、肝、肾关系密切。外邪内侵，邪郁于肺，化热、生痰、酿毒，三者互结于肺，发为本病。本病属中医“咳嗽”“肺闭”“肺风痰喘”“马脾风”“风温”“冬温”等病证范畴，是临床常见病。根据临床表现，一般分为大叶性肺炎、小叶性肺炎和间质性肺炎三类。大叶性肺炎多见于青壮年，小叶性肺炎则以婴幼儿和年老体弱者为多。本病一年四季均可发生，以冬春寒冷季节及气候骤变时发病居多。

大叶性肺炎以高热、咳嗽、胸痛、咳出铁锈色痰为主要症状。小叶性肺炎初起状似感冒，继则发热、咳嗽、气急、鼻翼扇动、口唇和指甲发绀，甚则抽搐、昏迷。较大儿童可出现寒战、胸痛、痰中带血等症状。

现代医学认为，肺炎可由肺炎球菌或其他病原体引起。中医认为，肺炎多因正气不固、风热犯肺、内蕴痰浊所致或由感冒转化而成。治疗宜疏风宣闭、祛痰平喘、清热解毒、生津止渴。中医分型论治将本病分为以下几型：（1）邪犯肺卫发病急骤，恶寒或寒战、发热、咳嗽、痰微黄、口干渴、舌稍红、苔薄黄、脉浮数。治法：辛凉解表，宣肺止咳。常用方为银翘散加减。（2）痰热壅肺高热不退，咳嗽，胸痛，咳痰黄稠或铁锈色痰，气促发绀，口干欲饮，尿少便干，舌质红，苔黄，脉洪滑数。治法：清热解毒，宣肺化痰。常用麻杏石甘汤合苇茎汤加减。（3）热入营血高热、咳喘、烦躁不安，神昏谵语，甚则抽搐，面色青紫或衄血，舌质红绛，苔黄而干，脉细数。治法：清营透热，清心开窍，凉肝息风。常用清营汤加减。（4）正气虚脱体温骤降，面色苍白，汗出淋漓，四肢厥冷，呼吸短促，神志模糊，舌质黯淡，脉微欲绝。治法：益气固脱，回阳救逆。方用参附汤合生脉散加味。（5）温邪伤阴。病邪留恋，日久不愈，低热，咳嗽气促，痰少而黏，手足心热，动则乏力汗出，唇舌干燥，舌红、少苔，脉细。治法：益气养阴，清肺化痰。方用竹叶石膏汤加减。

鲜蚌银菊汤

【组成】鲜蚌 5~7 只，金银花、菊花各 20 克。

【制法】取金银花、菊花用水煎煮。鲜蚌以壳薄色黄、肥大者为佳，将其置炭火上，蚌壳微张开而其液体未流出时，即将液体从蚌体内倒出，与金银花、菊花煎剂混合，待凉服用。

【用法】每日 1 剂，日服 2 次。

【主治】支气管肺炎。

荠菜汤

【组成】鲜荠菜 100 克，鲜生姜 10 克，盐少许。

【制法】将荠菜洗净切碎，生姜切片，加清水 4 碗（约 500 毫升）煎至 2 碗（200~300 毫升），用食盐调味。

【用法】每日 1 剂，日服 2 次。连服 3 天。

【主治】防治肺炎。

蜜膏

【组成】秋梨 20 个，红枣 1000 克，鲜藕 1500 克，鲜生姜 300 克，冰糖、蜂蜜各适量。

【制法】先将梨、枣、藕、姜捣烂取汁，加热熬膏，入冰糖溶化后，再用蜜收膏。

【用法】可每日早、晚随意服用。

【主治】肺炎。

银蒡鱼腥汤

【组成】金银花、桑白皮各 10 克，牛蒡子 12 克，鱼腥草 15 克，甘草 6 克。

【制法】水煎。

【用法】每日 1 剂，日服 2 次。

【主治】肺炎。

虎杖汤

【组成】虎杖 60 克，鱼腥草、大青叶各 30 克，瓜蒌仁 15 克。

【制法】水煎。

【用法】每日 1 剂，日服 2 次。

【主治】大叶性肺炎。

清肺消炎汤

【组成】鱼腥草、虎杖、大青叶、白茅根各 30 克，黄芩、赤芍各 15 克，牡丹皮、枳壳、杏仁、大黄各 10 克。

【制法】水煎。

【用法】每日 1 剂，高热者每日 2 剂。

【主治】清肺消炎。

活肺汤

【组成】丹参、毛冬青各30克，生地黄20克，桃仁、赤芍、牡丹皮各15

克，川芎10克，柴胡、红花、枳壳各9克，甘草6克。

【制法】水煎。

【用法】每日1剂，分早、晚2次服。

【主治】病毒性肺炎，症见发热，头痛，乏力，咳嗽咳黄痰，胸闷气急，发绀，舌黯红，苔黄腻，脉滑数。肺听诊可听见湿性啰音。

抗绿脓汤

【组成】白头翁、夏枯草、葶苈子、生大黄各20克。

【制法】上药加水煮1小时，取汁200毫升，滤过装瓶，冰箱保存。

【用法】每次取20毫升，雾化20~30分钟。

【主治】主治铜绿假单胞菌感染之肺炎，症见咳嗽，咳黄绿色脓痰，时有低热、口干、便结、舌红、苔黄腻、脉滑数。

牛蒡地骷髅汤

【组成】牛蒡根30克，地骷髅（老萝卜头）60克。

【制法】加水煎汤。

【用法】适量饮用。

【主治】本方以牛蒡根用于肺炎，肺热咳嗽，痰黄而稠，面目水肿，舌红苔黄。

鱼腥草炖猪排骨

【组成】鲜鱼腥草200克，猪排骨500克。

【制法】将鱼腥草先煎液，过滤，猪排骨放入煮锅中，倒入鱼腥草液，开始炖煮，肉熟后加适量盐和味精，饮汤食肉。

【用法】分2或3次吃完，每周炖2次吃。

【主治】适用于肺炎，肺热咳嗽，肺痈咳吐脓血，痰黄稠等症。

鱼腥草水冲鸡蛋

【组成】鱼腥草30克，鸡蛋1枚。

【制法】将鱼腥草浓煎取汁，用滚沸的药汁冲鸡蛋1枚。

【用法】1次服下，每日1次。

【主治】可以治疗肺炎胸痛和肺热咳嗽。

雪梨鱼腥草

【组成】雪梨200克，鱼腥草100克（鲜者250克），冰糖适量。

【制法】生梨洗净去核切块。鱼腥草加水600毫升烧开后改为文火煎20分钟，弃药渣，加梨、冰糖，文火炖至梨烂即可食用。

【用法】每日分2次服完，连服5天。

【主治】适宜于各种类型的肺炎引起的肺热咳喘。

鱼腥草薏米鸡蛋羹

【组成】鲜鸡蛋（白）4枚，鲜鱼腥草100克，薏苡仁90克，甜杏仁30克，大枣、蜜糖各适量。

【制法】薏苡仁、甜杏仁、大枣（去核）洗净，放入锅内，加清水适量，武火煮沸后，文火煲1小时。再将洗净的鱼腥草放入，再煲30分钟，取汁冲入鸡蛋白、蜜糖，搅匀服之。

【用法】每日1次，连服5次。

【主治】适用于湿热壅滞证型的肺脓肿（咳吐腥臭脓痰）、肺炎、肺结核等疾病。

大青叶四味饮

【组成】大青叶、板蓝根各15克，草河车、僵蚕各9克。

【制法】水煎。

【用法】取汁200毫升，分3次服。

【主治】用于病毒性肺炎。

女贞叶饮

【组成】女贞叶500克（用鲜品）。

【制法】用新鲜女贞叶500克，加水500毫升，浓煎至200毫升。

【用法】每次5~10毫升，每日3~4次。

【主治】用于肺炎恢复期。

萝卜牛肺二冬汤

【组成】白萝卜、牛肺各500克，麦冬30克，天冬20克，甜杏仁15克，生姜适量。

【制法】将牛肺、萝卜切块，同放砂锅中，武火煮沸后，转文火炖至烂熟，调味服食。

【用法】每日1剂，连续3~5剂。滋阴润肺，化痰止咳。

【主治】适用于肺炎后气阴两伤，咳嗽痰少，口干心烦，低热者。

敷脐法

【组成】药用二丑（半生半炒）、熟大黄各30克，槟榔、木香各8克，轻粉0.03克。

【制法】前4味烘干后，研成细末，过筛，装瓶备用。

【用法】先将轻粉纳脐内，再取药粉适量，蜂蜜调膏，纱布包裹，敷神阙穴，外用胶布固定。

【主治】适用于肺炎咳嗽、痰盛、发热、气喘者。

肺气肿（亦称肺痈）

肺气肿亦称肺痈，古谓肺胀，多见于呼吸系统疾病之晚期。肺气肿是慢性支气管炎最常见的并发症。由于支气管长期炎症，管腔狭窄，阻碍呼吸，导致肺泡过度充气膨胀、破裂，损害和减退肺功能而形成。尤以老年患者为多。《中国针灸学》谓本病“常因慢性支气管炎、哮喘、咳嗽、百日咳、歌唱过度使肺部之弹性减退，肺泡内之空气充满，出纳弛张，肺泡愈发膨大，造成肺气肿。”临床所见，尤以慢性支气管炎、支气管哮喘转化而成者居多。

肺气肿患者呼吸异常困难，稍微运动更感呼吸窘迫。桶状胸为本病之特征。全身皮肤苍白，频频咳嗽，咳出黏稠之泡沫痰。病到晚期可出现充血性心力衰竭等症状。

常见有两种损害形式，一是先天性，缺少某类蛋白质抑制的分解酵素，从而侵犯肺泡壁而变薄，气压胀大使肺泡破裂，壮年为多；另一种因空气污染，慢性支气管炎发作，肺上端受侵害所致。其主要祸首是抽烟。慢性支气管炎、支气管哮喘、矽肺、肺结核均可引起本病。主要症状有咳嗽、多痰、气急、紫绀，持续发展可导致肺源性心脏病。阻塞性肺气肿起病缓慢，主要表现是咳痰、气急、胸闷、呼吸困难，合并感染加重导致呼吸衰竭或心力衰竭。

中医认为本病属于咳嗽、喘息、痰饮的范畴。治疗上包括去除病因、控制感染、体育医疗和中医施治、改善呼吸功能和肺部状态。

红参半夏汤

【组成】红参、清半夏、冬虫夏草各 9 克，麦冬、核桃肉各 12 克，五味子、厚朴各 4.5 克，炙甘草、炒苏子各 3 克，杏仁、桂枝各 6 克，生姜 2 片。

【制法】水煎。

【用法】每日 1 剂。

【主治】主治肺气肿。

三子汤

【组成】紫苏子、白芥子、莱菔子各 10 克，山药 60 克，玄参 30 克。

【制法】水煎。

【用法】每日 1 剂，日服 2 次。

【主治】肺气肿（痰涎壅盛型）。

橘红米糕方

【组成】橘红20~30克，紫苏子10克，米粉500克，白糖200克。

【制法】将橘红、紫苏子共研细末，与白糖和匀为馅，加入米粉内，以水少许湿润、和匀，蒸熟，冷后压实，切成夹心方块米糕。

【用法】不拘时酌量食用。

【主治】痰浊阻肺型肺气肿。此种肺气肿的特点为喘而胸满闷窒，甚则仰息，咳嗽，痰黏腻色白，咳吐不利，兼有呕恶，纳呆，口黏不渴，苔白厚腻，脉滑。

麻黄杏仁汤

【组成】光杏仁、蜜橘红各5克，炙甘草3克，紫苏子、茯苓各10克，蜜麻黄、白芥子、葶苈子（包煎）、蜜款冬、清半夏各6克。

【制法】水煎。

【用法】每日1剂。

【主治】主治急慢性支气管炎、支气管哮喘、轻度肺气肿。

鹅梨汤

【组成】杏仁、苏子、瓜蒌仁、清半夏、茯苓、桑白皮各9克，橘红4.5克，当归、麻黄各6克，鹅管石12克，梨汁1杯冲入（或以梨膏15克代之）。

【制法】水煎。

【用法】每日1剂，分2次服。

【主治】主治肺气肿。

萝卜子粳米粥

【组成】萝卜子20克，粳米50克。

【制法】将萝卜子水研，滤过取汁约100毫升，与淘洗干净的粳米一同加400毫升水，煮成稀粥。

【用法】日服2次，温热食用。

【主治】主治肺气肿。

鳖甲阿胶汤

【组成】鳖甲26克，阿胶15克，芦根40克。

【制法】水煎内服。

【用法】每日1剂，日服3次。

【主治】主治肺气肿。

李氏苇茎汤

【组成】苇茎、冬瓜仁、薏苡仁各20克，桃仁9克，贝母、鱼腥草各15克，黄芩10克。

【制法】水煎。

【用法】每日1剂，煎2次分服。

【主治】肺脓疡、肺痈、咳嗽、发热、胸痛。

反流性食管炎

反流性食管炎是指由于胃或十二指肠内容物反流入食管，分为生理性和病理性两种。生理性反流性食管炎见于正常人，无临床意义。若反流较正常人发生频繁，不能及时清除酸性消化性胃液以及胃蛋白酶、胆汁、胰液，就会引起食管黏膜的炎症、糜烂、溃疡和纤维化等病变。反流性食管炎主要表现为剑突下或上腹部烧灼感，胃内容物反流及吞咽困难，重者可出现食管黏膜糜烂而致出血，多为慢性少量出血。长期或大量出血可导致缺铁性贫血。

本病中医学属“噎膈”“胸痛”“胃脘痛”等范畴，多因情志不畅、饮食失调、劳累过度而发病。本病多与情志不遂，饮食不节，劳累过度等有关，临床上分为肝胃不和、脾虚气滞、脾胃虚寒、肝郁化热、气滞血瘀等证型。

牛奶山药糊

【组成】牛奶250克，山药、面粉各30克。

【制法】将山药切丁，加水以文火炖煮至汤浓，加入牛奶，调入面粉糊煮沸（以上为1次量）。

【用法】空腹服用，每日1~2次，1个月为1个疗程。

【主治】适用于反流性食管炎。

白药藕粉糊

【组成】云南白药1克，藕粉2匙。

【制法】将藕粉加少许温水和匀，加冷开水调匀，以小火煮成糊，入白药及适量白糖拌匀。

【用法】卧床吞咽（取仰、俯、右、左侧位，各含1口，使药充分作用于患处），1小时内勿饮水。

【主治】适用于食管炎、贲门炎。

橄榄萝卜茶

【组成】橄榄250克，萝卜500克（切片）。

【制法】水煎。

【用法】代茶饮，连用5~7日。

【主治】适用于反流性食管炎。

消化不良

消化不良是一种胃动力障碍所引起的疾病，也包括胃轻瘫和食管反流病。在临床上较为常见。多因外邪犯胃、饮食不节、脾胃虚弱而导致消化功能不良。或因其他脏腑功能病变而致脾胃功能紊乱而发病。亦可因精神不愉快、长期闷闷不乐或突然受到剧烈刺激所引起。腹胀、腹泻，甚则脘腹胀痛、食欲缺乏、胃灼热、嗳气等，久之还可出现形体消瘦、精神萎靡等症。

鸡矢藤汤

【组成】鸡矢藤、山楂、麦芽各15克，神曲6克。

【制法】水煎。

【用法】每日1剂，日服2次。

【主治】消化不良。

砂仁散

【组成】砂仁、人参各30克，三棱18克。

【制法】上药共研细末。

【用法】每次服6克，日服2次，开水冲服。

【主治】消化不良。

内金散

【组成】鸡内金7个。

【制法】将鸡内金晒干，放在新瓦上焙焦，研为细末，分为14包。

【用法】每日早、晚饭前各服1包，用热水冲服。连服7天。

【主治】消化不良。

楂麦汤

【组成】山楂、炒麦芽各10克。

【制法】水煎。

【用法】每日1剂，日服2次。

【主治】消化不良。

胡萝卜汤

【组成】鲜胡萝卜250克。

【制法】将萝卜洗净切碎，加清水适量（约300毫升），糖或盐少许调味，煮烂取汁。

【用法】每日1剂，分3次服完。

【主治】消化不良。

山药汤

【组成】山药 60 克。

【制法】将山药切碎后加开水 200 毫升，煮至 100 毫升，去渣。

【用法】每日 1 剂，日服 3 次。

【主治】消化不良。

消食散

【组成】苏打粉 90 克，佛手 15 克，鸡内金、白豆蔻、木香、山楂各 9 克，肉桂 6 克。

【制法】上药共研细末。

【用法】每次服 9 克，日服 3 次，开水冲服。

【主治】消化不良。

干姜汤

【组成】干姜丝、绿茶各 3 克。

【制法】将上药放入杯中，用开水 150 毫升冲泡，加盖闷泡 10 分钟。

【用法】每日 1 剂，代茶饮用。

【主治】消化不良。

呃逆

呃逆，俗称“打嗝”。是指气逆上冲，喉间呃呃连声，声短而频，令人不能自制。有几分钟或半小时1次，亦有连续呃7~8声始停的。本症可由多种原因（如受凉、手术等）引起。中医将其分为实证和虚证。

黑芝麻

【组成】黑芝麻、白砂糖适量。

【制法】炒熟、杵碎，拌入白砂糖。

【用法】服食数匙。

【主治】滋养肝肾，润肠通便。

米醋止呃方

【组成】米醋。

【用法】呃逆发作时服米醋 10~20 毫升，一般可立即生效，止后复发再服仍有效。

【主治】米醋味酸苦，性温，酸主收敛，散瘀解毒，下气消食。故中焦虚寒，胃气上逆之呃逆用之甚佳。

赭沉散

【组成】生赭石 30 克，沉香、法半夏各 15 克。

【制法】上药共研细末，装瓶备用。

【用法】用时取药末20克，以生姜汁调匀成膏，贴敷中脘、肚脐上，外以纱布盖上，胶布固定。每日换药1次。

【主治】降逆止呃。

二香膏

【组成】丁香、沉香、吴茱萸各15克，生姜汁、葱汁各5毫升。

【制法】先将前3味药共研细末，加入姜汁、葱汁调匀如软膏状，装瓶备用。

【用法】用时取药膏适量，敷于脐孔上，外以纱布覆盖，胶布固定。每日换药1次。

【主治】温胃散寒，降逆止呃。

灵仙降逆汤

【组成】威灵仙、制半夏、制川朴、生姜各15克，丁香6克，柿蒂20个。

【制法】煎2遍和匀。

【用法】每日3次分服。

【主治】威灵仙去腹内冷滞、心膈痰水，现代药理研究证实对平滑肌有松弛作用，有报道用以治疗各种原因所致的呃逆60例，验证达90%，故与柿蒂同用降逆止呃。半夏、厚朴化痰除满。丁香、生姜温中下气。

黄连生石膏饮

【组成】生石膏（先煎）、竹茹各20克，黄连、柿蒂各10克，橘皮、炒栀子各15克。

【制法】将上药加水煎沸15分钟，滤出药液，再加水煎20分钟，去渣，两煎所得药液兑匀。

【用法】分次服用，每日1剂。

【主治】清热止呃。

丁香散

【组成】丁香、柿蒂、高良姜、甘草各10克。

【制法】以上各药研细末。

【用法】水冲服，每次1克，每日2~3次。

【主治】有祛寒止呃的作用。

猪胆

【组成】猪胆1只，赤小豆20粒。

【制法】把赤小豆放入猪胆内，挂房檐下阴干后共研细粉备用。

【用法】每日服2克，分2次用，白开水冲服。

【主治】治顽固性呃逆。

冰糖芦根水

【组成】鲜芦根100克，冰糖50克。

【制法】加水共煮。

【用法】代茶饮。

【主治】主治呃逆。

橘皮

【组成】橘皮120克，生姜片30克，开口川椒10粒。

【制法】将橘皮用清水洗净，然后将橘皮、生姜片、开口川椒一同放入锅内，兑2大碗水，煎至1碗时即可。

【用法】打嗝时饮用。

【主治】对改善呃逆症状有显著效果。

龟肚羹

【组成】乌龟1只，猪肚1个。

【制法】将龟宰杀，放入洗净的猪肚内，缝合后加水炖烂。

【用法】吃肉饮汤，每日1剂。有条件时，可连服数剂。

【主治】有止呃的作用。

胃炎（呕吐）

胃炎以呕吐为主症者，属中医“恶心呕吐”范畴。呕吐是由于胃失和降，胃气上逆以致引起食物及痰涎从口吐出的病症，是多种急慢性疾病常见的症状之一。中医认为：有声有物为“呕”，有物无声为“吐”，有声无物为“干呕”。在临床上呕与吐常常同时出现，故统称“呕吐”。无论男女老幼皆可发生，是临床常见病。呕吐可见于西医中的许多疾病，如急性胃炎、神经性呕吐、贲门痉挛、幽门痉挛及梗阻、胰腺炎、胆囊炎等。

此病多因胃腑被外邪所伤；或饮食不洁，过食生冷之物，损伤脾胃；或痰饮内阻，肝气犯胃等脏腑病邪干扰所引起；或因饮食不节，食滞伤胃；或脾胃虚弱，胃阳不足所致。

病有急性与慢性之分，证有寒热虚实之辨。病情复杂，兼症颇多。如呕吐清水痰涎、口不渴、喜热饮、四肢厥冷者为寒吐（或呕吐）；或吐酸苦水，或嗳气、喜冷饮、口渴、小便短赤者为热吐。急性多突然呕吐，慢性多时吐时止、反复发作等。

中医将呕吐大体分以下几型论治：外邪犯胃外感风寒之邪或夏令暑湿秽浊之气，动扰胃腑，浊气上逆，所以就会出现突然呕吐，脘闷不舒。患者大多伴有外邪束表的症状，如发热恶寒，头身疼痛，苔白，脉浮等。治法：祛寒解表，芳香化浊。

饮食停滞，食滞内阻，浊气上逆，则呕吐酸腐；食滞停积于胃肠，中焦所机受阻，因而可有脘腹胀满，嗳气厌食，得食愈甚，吐后症状减轻等表现，大便溏薄、秽臭或秘结，舌苔厚腻，都是浊气内盛的征象。治疗应以消食化滞、和胃降逆为主。

胃阴不足，素体胃阴偏虚或热病之后，耗伤胃阴，以致胃失濡养，气失和降，因而呕吐反复发作，时有干呕，似饥而不欲食；津液不能上承，因此还有口燥咽干，舌红少津等虚热之象。反复发作的干呕，应以滋阴养胃，降逆止呕为主要治法。

灶心土汤

【组成】灶心土（煎汤代水）、鲜藿香、鲜紫苏叶各 30 克。

【制法】先取灶心土加水 300~500 毫升煮 30 分钟，去渣取上清液，入后 2 味药煎沸 5~10 分钟。水煎 2 次，取汁混合。

【用法】每日 1 剂，日服 1 或 2 次。

【主治】呕吐（外邪犯胃型）。

温胃饮

【组成】①白豆蔻 9 克，胡椒 4.5 克。②高良姜、荜茇各 9 克。

【制法】任选一方，水煎。

【用法】每日 1 剂，日服 2 次。

【主治】呕吐（寒吐）。

黄连苏叶汤

【组成】紫苏叶 9 克，黄连 6 克。或加生姜 3 片。

【制法】水煎。

【用法】每日 1 剂，日服 2 次。

【主治】急性呕吐。兼治妊娠恶阻。

竹茹汤

【组成】①竹茹、荷花蒂各 50 克。②竹茹 12 克，紫苏叶 9 克，黄连 6 克。

【制法】任选一方，水煎。

【用法】每日 1 剂，日服 2 次。

【主治】热性呕吐。

旋覆代赭汤

【组成】旋覆花、赭石、柿蒂、竹茹各 9 克。

【制法】水煎（或用灶心土 60 克煎汤代水）。

【用法】每日 1 剂，日服 2 次。

【主治】呕吐（肝气犯胃型）。

大黄甘草汤

【组成】大黄、甘草各 9 克。

【制法】水煎。

【用法】每日 1 剂，日服 2 次。

【主治】呕吐兼便秘者适宜。

止呕方

【组成】鸡内金 3 克，山楂 9 克。

【制法】鸡内金研末，用山楂煎汤送服。

【用法】每日 1 剂。

【主治】食滞呕吐。

代赭石汤

【组成】赭石（先煎）150 克，石决明（先煎）30 克，郁金 15 克，制香附、乳香各 6 克。

【制法】水煎。

【用法】每日 1 剂，日服 2 次。

【主治】呕吐（肝气犯胃型）。

半夏生姜汤

【组成】半夏 18 克，生姜 15 克。

【制法】上 2 味用水 700 毫升，煮取 300 毫升。

【用法】分 2 次温服。

【主治】痰饮内停，心下痞闷，呕吐不渴及胃寒呕吐，痰饮咳嗽。

参夏汤

【组成】党参 18 克，姜半夏 9 克，甘草 6 克。

【制法】水煎。

【用法】每日 1 剂，日服 2 次。

【主治】呕吐（脾胃虚寒型）。

石膏汤

【组成】石膏 20 克，竹茹 15 克，生姜 6 克，灶心土（煎汤代水）60 克。

【制法】水煎。

【用法】每日 1 剂，日服 2 次。

【主治】呕吐（寒热错杂型）。

胡椒生姜汤

【组成】胡椒 1 克，生姜 30 克。

【制法】将姜微煨切碎，上药以水 2 碗，煎至 1 碗，去渣。

【用法】分 3 次温服。

【主治】用于反胃呕秽吐食，数日不止。

韭菜生姜汁

【组成】韭菜 45 克，干姜 100 克，白砂糖 30 克。

【制法】将韭菜洗净去头部粗段及尾部须段，切小段；嫩姜洗净，切小段；在韭菜、嫩姜中加白糖，加水一起放入水果榨汁机中打，待匀沥去渣饮汁。

【用法】适量饮用。

【主治】适用于脾胃虚寒型呕吐。

生姜乌梅饮

【组成】生姜、乌梅各10克，红糖30克。

【制法】将乌梅肉、生姜、红糖加水200毫升煎汤。

【用法】适量饮用。

【主治】适用于肝胃不和或胆道蛔虫病引起的呕吐及妊娠呕吐。

姜汁炖砂仁

【组成】砂仁5克，姜汁15克。

【制法】将砂仁、姜汁同放入炖盅内，加清水半碗，隔水炖30分钟以上。将熬煮好的姜汁砂仁去渣。

【用法】待凉后缓缓饮用。

【主治】砂仁芳香理脾，和胃止呕；生姜为“呕家圣药”。二药合用，为治各种呕吐之良方。

芦根生姜绿豆粥

【组成】绿豆、芦根各100克，生姜10克，紫苏叶5克。

【制法】先煎芦根、生姜、紫苏叶，去渣后，加入绿豆煮粥。

【用法】每日1剂。

【主治】适用于湿热呕吐及热病烦渴、小便赤涩等症。

参姜小米粥

【组成】人参、生姜各10克，小米100克。

【制法】将人参、生姜研末，同小米煮为稀粥。

【用法】适量食用。

【主治】适用于脾虚气弱，全身乏力，亦可治呕吐不思食。

理气姜佛饮

【组成】佛手10克，生姜6克。

【制法】水煎去渣，加白糖调服。

【用法】适量饮用。

【主治】适用于因肝胃不和引起的胸脘堵闷、疼痛发作、恶心呕吐、长吁叹息、纳食不香等症。

胡椒干姜汤沐浴方

【组成】胡椒20克，绿豆1把，黄连、干姜各120克。

【制法】上药加水煎煮20分钟，煎取药液3000毫升，兑入凉水至40℃左右。

【用法】沐浴胸腹部，冷后加温再浴，并浸双足。每次30~60分钟，每日

1~2 次。

【主治】主治暴饮暴食引起的呕吐。

砂六君子汤

【组成】党参、茯苓各12克，白术、炙甘草、半夏、陈皮各10克，木香6克，砂仁3克（后下）。

【制法】将上药以水煎煮取汁。

【用法】每日 1 剂，分 2 次服用。趁热服食，3~5 日为 1 个疗程，病愈后即可停服。

【主治】止呕。

藿香正气散

【组成】藿香 10 克，紫苏 12 克，桔梗、白术、半夏、白芷、生姜各 6 克，茯苓、陈皮、厚朴、大腹皮各 9 克，甘草 3 克，红枣 3 枚。

【制法】将以上药材以水煎煮，取药汁。

【用法】每日 1 剂，分 3 次服用。

【主治】能改善呕吐。

沉香陈皮

【组成】沉香 6 克，厚朴、陈皮、乌梅各 12 克，竹茹、代赭石各 20 克。

【制法】上药研为细末。

【用法】每次 6~9 克，用开水冲药，待温后频频饮用，每日 2 次。

【主治】可以有效止呕。

三黄汤

【组成】黄芩、黄连、藿香、苏叶、桔梗、茯苓、枳壳、白芷、生姜各 10 克，大黄、槟榔、甘草、陈皮、白术各 6 克，半夏、神曲各 12 克，红枣（去核）4 枚。

【制法】将上药以水煎煮，取药汁。

【用法】每日 1 剂，分 2 次服用。

【主治】可缓解呕吐症状。

和降止呕方

【组成】半夏、黄芩、党参、藿香、厚朴、炙甘草各 10 克，姜 6 克。

【制法】水煎。

【用法】每日 1 剂。

【主治】呕吐伴头晕胸闷，咳喘。

温经回阳方

【组成】淡附子 6 克，姜、炙甘草各 3 克，参、茯苓各 9 克，淮小麦 30 克，红枣 6 枚。

【制法】水煎。

【用法】每日 1 剂。

【主治】恶心呕吐，胃脘疼痛喜按，受凉后痛甚，四肢厥冷，面色苍白，脉细，舌淡苔薄白。

上消化道出血

上消化道出血，属中医“呕血”“吐血”范畴，是临床常见病。其证较重。多因嗜食辛热、油炸之物；或饮酒过度而致胃肠积热、热灼胃络；或肝火亢盛、横逆犯胃、胃络损伤、迫血妄行；或脾虚失摄、血液外溢所致；或脾胃虚寒、中气不足、统血无力、血溢肠道而引起便血（黑粪）。

血从口腔外溢，或恶心后吐血，或血伴食物而出，或伴有黑粪。本病可单见或继发于消化道疾病中，其兼伴症状可因出血量或病不同而异。上消化道出血有属胃热偏盛，血热妄行者，有属中阳不足，气不摄血者，组成用药，迥然有别。

花蕊石散

【组成】煅花蕊石9克，海螵蛸7克，大黄3克，甘草5克。

【制法】上药共研极细末。

【用法】病情较重者每2~3小时服药1次，每次服10克，温开水冲服。连服1或2天后改为每日服3次，每次服10克，连续应用至大便隐血试验转阴或弱阳性为止。对病情严重者，酌情输液、输血，并对原发病给予相应治疗。

【主治】上消化道出血。

大黄白及散

【组成】大黄10克（1份），白及30克（3份）。

【制法】上药共研为极细末，过筛后储瓶备用。

【用法】每次服2克，日服3或4次。胃痛者，在必要时加服金铃子散（延胡索、川楝子各等份，研细过筛），每次服1克。

【主治】上消化道出血。

四黄散

【组成】大黄、黄芪各15克，黄连9克，生地黄30克，甘草6克。

【制法】上药共研细末后过20目筛，分成等份10包，包装备用。

【用法】每次取1包，加水200毫升，煮沸2分钟，过滤去渣凉服。每1包分2次服。重症患者每天2包，分4次服。

连用5天，无效则改用其他疗法。

【主治】上消化道出血。

仙鹤草汤

【组成】仙鹤草50克，白及40克，地榆15克，炙甘草10克。

【制法】水煎。

【用法】每日1剂，日服2或3次。

【主治】胃出血。

番泻叶散

【组成】番泻叶100克。

【制法】上药研为极细末。装入胶囊，包装备用。

【用法】每次服2粒（每粒含生药0.5克），日服3次，温开水送服。

【主治】上消化道出血。

大黄汤

【组成】大黄100克，车前子30克，地榆20克。

【制法】水煎。

【用法】每日1剂，水煎3次，取汁混匀，分4~6次服完。

【主治】上消化道出血。

侧柏白及散

【组成】白及、侧柏叶各10克，大黄6克，三七5克。

【制法】上药共研极细末，储瓶备用。

【用法】每次服3克，日服3或4次，温开水送服。

【主治】上消化道出血。

溃疡止血粉

【组成】乌贼骨3份，白及2份，参三七1份。

【制法】上药共研极细末。

【用法】每服5~10克，日服2~3次，温开水送下。

【主治】上消化道出血（脾虚不摄型）。症见胃脘隐痛、吞酸、嗳气、便血等。

肠炎

肠炎是小肠或肠黏膜发炎的总称，表现为急性和慢性两种。急性肠炎是肠黏膜受刺激而发炎，下腹受风寒，或吃得太饱都是致病的原因。中医将它分为两种，一种是食积泄泻，症状是腹痛，泻后痛减，过一阵子又痛，再泻后又减，粪便如糊状，有酸腐味，舌苔发白，且食欲缺乏；另一种是湿热泄泻，症状是腹痛即泻，痛一阵泻一阵，粪便像水一样，小便短少，色如浓茶，有口渴现象。慢性肠炎表现为腹内时时咕咕作响，有时疼痛，大便不畅，便中带有黏液。常见的有慢性菌痢和阿米巴痢疾。

乌梅败酱散

【组成】乌梅 12~15 克，败酱草 12 克，黄连 4.5~6 克，木香（后下）9 克，当归 10 克，炒白芍 12~15 克，炒枳实 10 克，太子参 12 克，炒白术 10 克，茯苓 15 克，葛根 12 克，炙甘草 6 克。

【制法】水煎。

【用法】每日 1 剂，分 2 次服。

【主治】慢性非特异性结肠炎。长期腹泻，大便黏滞或带脓血，腹痛坠胀，或里急后重，脘腹痞闷，纳少乏力，面色黄白，舌质暗滞，苔腻，脉弦缓滑。

厚肠汤

【组成】旱莲草 20 克，当归、毛姜、阿胶、白术各 10 克，黄连、木香、防风、炙甘草各 6 克，干姜 3 克。

【制法】每日 1 剂，头煎二煎药液合并约 400 毫升，早晚 2 次，空腹分服。其中阿胶应另炖烊化，分 2 次兑入药液中。症状缓解取得验证后，可按上组成量比例，研末（阿胶烊化）为丸。

【用法】每服 10 克，日 2 次空腹吞服，以资巩固，以 2~6 个月为宜。

【主治】慢性腹泻（慢性结肠炎等）。症见腹泻经久反复不已，大便溏薄，日 2~3 次，夹赤白黏液，腹痛隐绵，按之不减，形体消瘦，四末不温，神疲倦怠，纳谷不馨，脘腹不适，口干黏或苦，不甚喜饮，舌质淡红或暗红，多细裂纹，苔薄白微腻，脉虚濡或细弦略数。

二白陈风汤

【组成】炒白芍 25 克，炒白术 15 克，陈皮 6 克，防风 10 克。

【制法】水煎。

【用法】每日 1 剂，分 2 次服。

【主治】主治慢性肠炎。

肠梗阻

肠梗阻是以肠内容物不能正常顺利通过肠道为特征的疾病，是外科常见急腹症之一。其病因复杂，病情发展迅速，可引起一系列局部和全身的病理变化，可危及生命。临床分为机械性肠梗阻、麻痹性肠梗阻和血运性肠梗阻。机械性肠梗阻是由机械性损伤或刺激引起，可发生于小肠和大肠的任何部位。当某段肠曲发生梗阻时，近端的肠曲就会增加蠕动（以克服阻塞）而引起剧烈阵发性腹痛；梗阻时间稍长，梗阻以上的肠曲就有气体和液体滞留，可出现呕吐、大便秘结、肛门不排气等症状。麻痹性肠梗阻是由于炎症和毒素使肠蠕动受到抑制而形成的梗阻。其主要表现为满腹胀痛，肠蠕动逐渐减弱或消失，可有呕吐、停排便和失水等全身症状。血运性肠梗阻是因肠系膜血管阻塞或血栓形成而发生的梗阻。其特点为发病急，表现为剧烈腹痛、血便，肠管很快坏死而形成腹膜炎。发生肠梗阻患者应及时就医，缓解后可进行中医治疗。

本病中医学属“关格”“腹痛”“肠结”等范畴。由于饮食不节，湿邪食滞交阻，肠道气机不疏；或寒邪凝滞，血不得引，肠管气血痞结；或热邪郁闭，郁久化火，伤阴损阳；或情志不畅，郁怒伤肝，气血瘀阻；或大肠干枯，燥屎内结，肠腑传化障碍；或蛔虫聚集，扭结成团，经络阻塞，导致肠腑通降失常，堕滞上逆而成。肠梗阻初起，肠腑气机不利，滞塞不通，痰饮水停，呈现痛、吐、胀、闭四大证候；其后肠腑腑血阻滞，痛有定处，胀无休止，甚至痹积成块，或血不归经而致呕血、便血；继之，郁久生热化火，热甚肠腐，热毒炽盛，邪实正虚，正不胜邪，阴阳两伤，而出现亡阳亡阴之危证。

豆油方

【组成】豆油（或香油）250克。

【用法】2小时1剂，分2次服。

【主治】适用于机械性肠梗阻。

大黄干姜丸

【组成】大黄、干姜各60克，豆霜21克。

【制法】共研为末，炼蜜为丸（如绿豆大）。

【用法】每服15~20丸，开水送下。

【主治】适用于麻痹性肠梗阻。

大黄木香汤

【组成】大黄、木香各9克，炒莱菔子12克（先煎15分钟）。

【制法】水煎至150毫升，去渣。

【用法】每日1剂，分2次服（或从胃管注入），6~8小时1次，重者每日2剂。

【主治】适用于老年性粪便阻塞及单纯性肠梗阻。

莱菔子厚朴汤

【组成】炒莱菔子、厚朴各10~15克，木香、乌药、桃仁、赤芍、番泻叶、芒硝（冲服）各10克。

【制法】水煎。

【用法】每日1剂。

【主治】适用于气滞血瘀型粘连性肠梗阻。

生大黄

【组成】生大黄适量。

【制法】研末。

【用法】每服9克，每日2次（老人与小孩减半），开水冲服或胃管注入。

【主治】适用于肠梗阻初期。

葛根大皂角汤

【组成】葛根、大皂角各500克。

【制法】加水4000毫升煎40分钟，去渣。

【用法】适温时以1平方尺大10层纱布4块浸湿后持续热敷腰部，每次1小时，每日2~3次。

【主治】适用于急性肠梗阻。

大黄木香乙醇方

【组成】大黄、木香各15克，15%乙醇60毫升，芒硝10克，甘遂0.6克。

【制法】将前3味同浸1周，去渣，取汁。冲服后2味。

【用法】每日1~2剂（先行胃肠减压）。

【主治】适用于单纯性肠梗阻。

生甘遂生大黄方

【组成】生甘遂10~20克，生大黄（后下）、芒硝、枳实、厚朴各10克。

【制法】煎汤200~300毫升保留。

【用法】灌肠，必要时4~6小时再行1次。

【主治】适用于粘连性肠梗阻。

溃疡性结肠炎

溃疡性结肠炎又称慢性非特异性结肠炎，是一种原因不明的直肠或结肠炎性病变。一般认为与免疫、遗传、感染、精神神经因素等有关。多数学者认为，本病的发病以免疫机制为根本，以遗传因素为背景，感染和精神因素是诱因。

本病属中医“泄泻”“痢疾”“肠风”的范畴。患者以20~40岁居多。主要临床表现是腹泻、黏液脓血便、腹痛和里急后重，易反复，很多病人病程较长，重型病人可出现发热、身痛、消瘦、贫血、衰弱等症。有上述症状的病人，通过详细检查，在排除慢性细菌性痢疾、慢性阿米巴痢疾、克罗恩病、结肠癌、血吸虫病、肠结核等疾病的情况下，应首先考虑患溃疡性结肠炎的可能。

中医学认为本病的主要致病因素为湿邪。这在古代文献中早有记载。《素问・阴阳应象大论》说：“清气在下，则生飧泄……湿胜则濡泄。”《难经》亦指出：“湿多成五泄。”溃疡性结肠炎病初或发作时多属湿热证，以祛邪为急；病久或缓解期多见脾胃虚弱证或脾肾阳虚证，治以扶正为先。

白芍椿皮汤

【组成】生白芍12克，椿根皮、防风各9克，海螵蛸、侧柏叶、槐花各15克，赤石脂30克，甘草3克。

【制法】水煎。

【用法】口服，每日1剂。

【主治】适用于溃疡性结肠炎。

解毒清热汤

【组成】金钱草30克，黄芩、葛根、黄柏各15克，白头翁20克，金银花25克，秦皮、柴胡各10克，黄连、甘草各6克。

【制法】水煎。

【用法】每日1剂，日服2次，或频服（或饭后30分钟服）。可用30~50毫升保留灌肠。

【主治】适用于溃疡性结肠炎。

生肌玉红膏加减方

【组成】当归、白芷、白及各20克，血竭、甘草各12克，紫草18克。

【制法】将上6味中药加水800毫升，煎成200毫升，冷却至40℃以下时加入氢化可的松100毫克。

【用法】每晚睡前1次，保留灌肠，30天为1个疗程。

【主治】治疗溃疡性结肠炎，可使80%的患者临床症状消失，消除肠黏膜充血、水肿、糜烂等病理改变，总有效率达91.66%。

珍灵灌肠液

【组成】珍珠粉、白及各20克，呋喃唑酮0.1克，地塞米松20毫克，制大黄、槐角、黄柏各9克，三棱、莪术各6克，生黄芪12克。

【制法】上方（前3种药物不入煎）加水500毫升，煎至200毫升时再于煎液中加入珍珠粉、呋喃唑酮、地塞米松，搅匀备用。

【用法】每日1剂，分2次灌肠，灌入后取仰卧臀高头低位，保留30分钟以上。

【主治】特发性结肠炎。

胃肠炎

急性胃肠炎以起病急，呕吐，腹泻，腹痛为主要症状，多发生于夏秋季，其发病原因多由暴饮暴食，过食生冷，饮食不洁或食用不易消化的食物引起。

枣树皮汤

【组成】枣树皮20克，红糖15克。

【制法】水煎去渣，加红糖调服。

【用法】每日1剂。

【主治】胃肠炎，下痢腹痛，胃痛。

番薯藤

【组成】番薯藤60~90克，盐少许。

【制法】将番薯藤加盐炒焦，冲水煎。

【用法】每日1剂。

【主治】急性胃肠炎之上吐下泻。

龙眼核

【组成】龙眼核（即桂圆核）适量。

【制法】将龙眼核焙干研成细粉。

【用法】每次25克，每日2次，白开水送服。

【主治】治急性胃肠炎。

车前子金银花

【组成】车前子20克，金银花15克，防风、川黄连各10克，鸡内金8克。

【制法】将上药水煎。

【用法】每日1剂，分2~3次口服。

【主治】急性胃肠炎。

白芍白术汤

【组成】炒白芍25克，炒白术15克，陈皮6克，防风10克。

【制法】水煎。

【用法】每日1剂，分2次服。

【主治】主治慢性肠炎。

牛奶鹌鹑蛋

【组成】牛奶200毫升，鹌鹑蛋1个。

【制法】牛奶煮沸，打入鹌鹑蛋再沸即成。

【用法】每日早晨空腹服1次，连续饮用。

【主治】治慢性胃炎。

姜韭牛奶羹

【组成】生姜25克，韭菜250克，牛奶250毫升。

【制法】姜与韭菜洗净，捣汁，将汁放入锅中见沸，再加入牛奶煮沸。

【用法】趁热饮用，每日早晨饮1次，连日饮用。

【主治】慢性胃炎。

炒车前子

【组成】炒车前子适量。

【制法】将上药研为细末，装瓶备用。

【用法】饭前服4.5克，每日3次。

【主治】急性胃肠炎。

马齿苋黄芩汤

【组成】马齿苋30克，黄芩15克，蒲公英20克，藿香、黄连各10克，木香、生甘草各6克。

【制法】将上药加水煎3次后合并药液。

【用法】分2~3次口服，每日1剂。

【主治】胃肠炎。

枣树皮红糖汤

【组成】枣树皮20克，红糖15克。

【制法】水煎去渣，加红糖调服。

【用法】每日1剂。

【主治】消炎，止泻，固肠。用治肠胃炎、下痢腹痛、胃痛。

肠结核

肠结核是由于结核分枝杆菌侵犯肠道所引起的慢性特异性感染，多继发于肺结核特别是开放性肺结核。主要症状特征有腹痛、大便清（或秘）、右下腹肿块、发热、盗汗等。按其病理改变可分为溃疡型、增生型和溃疡增生型3类。发病年龄多为青壮年，40岁以下占91.7%，多数起病缓慢，病程较长。典型临床表现为腹痛、腹泻、便秘、腹部肿块及全身结核毒血症（如午后低热、不规则热、弛张热或稽留热），伴有盗汗，可有乏力、消瘦、贫血、营养不良性水肿等症状和体征，并可有肠外结核（特别是结核性腹膜炎、肺结核等）。增殖型肠结核多无结核中毒症状，病程较长，全身情况较好。

本病中医学属“痢疾”“腹痛”“泄泻”等范畴。多由于正气亏虚，再感染“瘵虫”所致。其病位在肠，与脾、肾等脏腑关系密切。如忽视消毒隔离，与肺痨患者共餐或肺痨患者经常吞咽含有瘵虫的痰液，均可引起瘵虫侵犯肠道，从而导致脾肾亏虚、气滞血瘀等本虚标实之证。

山药鲜藕泥

【组成】山药、鲜藕各 500 克。

【制法】将山药（蒸熟后去皮、捣烂）、鲜藕（捣烂、搅汁）混匀。

【用法】适量食用。

【主治】适用于肠结核。

西洋参百部汤

【组成】西洋参 3 克，百部 10 克，冬笋片 30 克，熟火腿 3 片。

【制法】同炖 2 小时。

【用法】适量食用。

【主治】适用于肠结核。

百合麦冬粥

【组成】百合 20 克，麦冬、百部各 10 克。

【制法】水煎，取汁与粳米（100 克）煮粥。

【用法】佐餐食用。

【主治】适用于阴虚证型肠结核。

石榴皮末

【组成】石榴皮适量。

【制法】研末。

【用法】米汤送服，每次 9 克。

【主治】适用于肠结核腹泻。

鲜马齿苋汤

【组成】鲜马齿苋 30~60 克。

【制法】水煎。

【用法】每日 1 剂，分 2~3 次服。

【主治】适用于肠结核腹泻。

萝卜叶茶

【组成】萝卜叶 100 克。

【制法】放瓦屋上日晒夜露1个月。

【用法】每取适量，煎水代茶喝。

【主治】适用于肠结核腹泻。

皂荚子水

【组成】皂荚子 10 粒。

【制法】水煎。

【用法】温服。

【主治】适用于肠结核腹痛。

白芍汤

【组成】白芍 45 克。

【制法】加水 1 碗煎至八分。

【用法】饭后服。

【主治】适用于肠结核腹痛。

金银花当归汤

【组成】金银花 90 克，当归 60 克，地榆、麦冬各 30 克，生甘草、黄芩各 10 克，薏苡仁 15 克。

【制法】水煎。

【用法】每日 2 次。

【主治】适用于湿热重者。

肾病综合征

肾病综合征是以大量蛋白尿、水肿、低蛋白血症以及高脂血症为特点的临床综合征，分为原发性和继发性两种。继发性肾病综合征可由免疫性疾病（如系统性红斑狼疮等）、糖尿病、循环系统疾病、药物中毒以及继发感染（如细菌、乙型肝炎病毒等）引起。其诊断标准是：①尿蛋白大于3.5克/升；②血浆白蛋白低于30克/升；③水肿；④血脂升高。其中①、②两项为诊断所必需。

本病中医学属“水肿”“虚劳”“尿浊”“腰痛”等范畴。其发生发展与烦劳过度、先天不足或久病失治误治、体虚感邪以及饮食不节、情志劳欲调节失常等诱因有关。水肿、蛋白尿等症为水精输布失调之故，而肺、脾、肾是水精输布过程中的主要脏器，其标在肺，其制在脾，其本在肾。肺主气，为水之上源，故有通调水道、散布精微的功能，如外邪侵袭，风水相搏，肺气壅滞，失去宣肃功能，则可导致水肿；脾为生化之源，主运化水谷，转输精微，上归于肺，利水生合，若脾不健运，水谷不归正化，水湿内停，泛滥肌肤；肾为水脏，司开合主二便，如肾气不足，则开合不利，水液代谢障碍，便可出现小便异常和水肿。若脾气下陷，肾气不周，升运封藏失职，则水谷精微随尿外泄。水肿消退后，尚可见脾肾阳虚、阴阳两虚、阴虚阳亢等证型。若水病及血，久病入络，则又可见瘀血阻滞之证。

鱼腥草茶

【组成】鱼腥草 100~150 克(干品)。

【制法】沸水冲泡半小时。

【用法】代茶饮，每日 1 剂，3 个月为 1 个疗程，每疗程间隔 2~3 日。

【主治】适用于肾病综合征。

薏苡仁赤小豆粥

【组成】薏苡仁、赤小豆、绿豆各 30 克，粳米 100 克。

【制法】煮粥食。

【用法】温服。

【主治】适用于肾病综合征脾虚夹湿者。

黄芪白茅根汤

【组成】黄芪、白茅根各30~60克，益母草15~30克，大枣10枚。

【制法】水煎。

【用法】每日 1 剂，分服。

【主治】适用于肾病综合征脾虚兼血瘀、湿热者。

巴戟天肉苁蓉汤

【组成】巴戟天、肉苁蓉各 30 克，鸡肠 100 克，生姜 6 片，食盐 10 克。

【制法】将鸡肠搓洗干净，切段，巴戟天、肉苁蓉分别洗净后装纱布袋内（扎紧袋口），同加适量清水及生姜片、食盐，以武火煮沸后改用文火煮1小时，捞出药袋，调味。

【用法】适量食用。

【主治】适用于肾阳不足型肾病综合征或前列腺肥大。

车前草玉米须茶

【组成】鲜车前草、鲜玉米须各 50~100 克。

【制法】水煎。

【用法】代茶饮，每日 1 剂。

【主治】适用于肾病综合征湿热壅滞型。

冬瓜皮葫芦茶

【组成】冬瓜皮、葫芦各 50 克。

【制法】水煎。

【用法】代茶饮，每日 1 剂。

【主治】适用于肾病综合征水肿、小便不利者。

鲜藕莲子汤

【组成】鲜藕节 250 克（切片），莲子 30 克。

【制法】同炖熟，去藕节。

【用法】每日 1 剂。

【主治】适用于湿热型肾病综合征。

丹参黄芪石韦汤

【组成】丹参、黄芪、石韦、益母草各30克。

【制法】水煎15分钟，滤液；加水再煎20分钟，去渣，2次煎药液兑匀。

【用法】每日1剂，分2~3次服。

【主治】适用于肾病综合征。

鲤鱼大蒜汤

【组成】鲤鱼1条（约500克），大蒜、赤小豆（泡发）各50克。

【制法】将鲤鱼去鳞及内脏，纳入大蒜、赤小豆（不加水及调料），以文火蒸45分钟即可。

【用法】每1~2日1剂，连用7剂为1个疗程，连用2~4个疗程。

【主治】适用于各型肾病综合征。

山药芡实汤

【组成】山药、芡实各25克，莲子20克，白扁豆15克。

【制法】同炖熟，加白糖。

【用法】每日1剂，连用5日为1个疗程。

【主治】适用于脾肾两虚型肾病综合征。

五白汤

【组成】猪苓、茯苓、白术、泽泻、桂枝、桑皮、陈皮、大腹皮、茯苓皮各10~15克，白茅根20~30克，小儿酌减。

【制法】水煎。

【用法】每日1剂。

【主治】治疗急慢性肾炎及肾病综合征。

胃、十二指肠溃疡

胃溃疡和十二指肠溃疡虽然发生的部位不同，但发生溃疡的原因是一样的，所以疗法也大致相同，现在先说明胃溃疡发生的原因及症状。

胃溃疡的发生，现代医学认为是胃黏膜的血液循环不良时，该部位的抵抗力减低。在这些抵抗力较弱的地方，由于受到过多的胃酸刺激，而产生溃疡，所以，胃酸过多是溃疡的主因。它的症状主要为上腹痛，常在胸骨之下，也就是我们常说的人字骨之下的心窝部分。有时因神经的传布，会放射到胸部两面下侧，甚至背后和肩部都痛；疼痛大多是在饭后，和饮食有关。胃溃疡痛时，吃了东西，反而觉得好一点，但又不能多吃，因为吃多了，会感觉胀痛，结果痛势更厉害。除了疼痛之外，有时会吐酸水、呕吐；大便经常秘结，甚至便血。十二指肠溃疡症状和胃溃疡差不多，发生的原因也大致相同，但是疼痛的部位是在心窝部偏右方，比胃溃疡痛的部位稍稍偏向右下方。从疼痛的时间来说，十二指肠溃疡大多在饥饿时，或是食后半夜作痛。严重的溃疡会大量出血，也有迁延不治，导致穿孔、幽门狭窄与严重的腹膜炎等并发症，都可能危及生命。所以平常如见所解大便为深咖啡或黑色时，要高度警惕，可能是胃溃疡的征兆。

白芪浆

【组成】白头翁210克，生黄芪105克，蜂蜜280毫升。

【制法】先将白头翁、生黄芪用清水漂洗并浸泡1昼夜，然后用文火浓煎2次去渣取上清液。另将蜂蜜煮沸去浮沫加入药液中浓缩成糖浆，备用。

【用法】每次服20毫升，每日服3次，于饭前用热开水冲服。

【主治】胃、十二指肠溃疡。

白胡散

【组成】白芍40克，延胡索20克，十大功劳叶、五灵脂各15克，白及30克，乳香、没药、生甘草各10克。

【制法】将上药水煎3次后合并药液。

【用法】分早、中、晚口服；每日1剂，半个月为1个疗程。

【主治】胃、十二指肠溃疡。

冬白散

【组成】冬青30克，川楝子、白芷各15克。

【制法】水煎。

【用法】每日1剂，分2次服。30天为1个疗程，1个疗程未愈而有效者可继服第2疗程，2个疗程毫无影未愈者停药。

【主治】胃、十二指肠溃疡。

三七白芨煎

【组成】三七粉、白芨粉、生大黄粉各（冲服）6克，仙鹤草、煅瓦楞子各20克，枳实9克，陈皮、茯苓各15克，清半夏10克。

【制法】水煎。

【用法】每日1剂，30剂为1疗程。

【主治】胃、十二指肠溃疡。

黄芪桂枝饮

【组成】谷芽30克，金银花、连翘衣、紫地丁各15克，炙黄芪、杭白芍、桔梗、蒲公英、旋覆花（包煎）、丹参、白芷、当归、生龙骨（先煎）、甘草各10克，川桂枝、黄连、槟榔、制乳香、没药、穿山甲各6克。

【制法】水煎3次。

【用法】每日1剂，分3次服。3个月为1个疗程。亦可制丸服。

【主治】主治胃、十二指肠溃疡。

土豆蜜

【组成】鲜土豆50克，蜂蜜适量。

【制法】将鲜土豆洗净连皮切碎捣烂，用消毒纱布绞汁，加入蜂蜜搅匀。

【用法】每日早晨空腹饮用，日服1剂。

【主治】胃、十二指肠溃疡。

木瓜姜醋

【组成】木瓜500克，生姜30克，醋500毫升。

【制法】将以上3味一同放入砂锅内，用小火炖熟。

【用法】1剂分3次服用，每天1次，连续服用3~4剂。

【主治】胃、十二指肠溃疡。

健胃散

【组成】鸡子壳80克，甘草、贝母、佛手、枳实各20克。

【制法】鸡子壳拣去杂质，洗净烘干，枳实放麸上炒至微黄色，同其他药共研成细粉，放入玻璃瓶内储存备用。

【用法】每日饭后1小时，调服4克。

【主治】胃、十二指肠溃疡，属胆胃不和，气机阻滞者。症见上腹隐隐作痛，进食缓解，饥则痛显，痛处固定，发作规律，或灼热嘈杂，脘闷腹胀，恶心呕吐，嗳气吞酸。

溃疡愈合汤

【组成】黄芪、海螵蛸各30克，白及、生地榆、延胡索、丹参、白芍药各15克，浙贝母、白芷、乌药、炙甘草各10克。

【制法】水煎。

【用法】每日1剂，早晚各服1次。

【主治】胃或十二指肠溃疡，属胃络失养或受损者。胃脘隐痛，空腹痛甚，得食痛减，嗳气泛酸，纳呆食少，舌黯红，苔薄白，脉缓。

腹痛

腹痛病变部位较广。腹痛泛指胃脘以下耻骨以上范围内发生的疼痛而言，在此主要指内科常见的腹痛，腹痛是临床常见病，无论男女老幼皆可发病。本病可单独出现，多继发于其他疾病中。

多因外感风寒、暑湿，或贪食生冷、内伤饮食，或情志失常、气滞血瘀，或由其他疾病引起。腹痛病位有大腹、小腹、少腹之分，证有寒、热、虚、实之辨。治当详察。

加味芍甘汤

【组成】芍药 12 克，甘草、干姜各 6 克，桂枝 9 克。

【制法】水煎。

【用法】每日 1 剂，日服 2 次。

【主治】腹痛（寒凝型）。

桂附汤

【组成】附子 9 克，肉桂、干姜各 6 克。

【制法】水煎。

【用法】每日 1 剂，日服 2 次。

【主治】腹痛（虚寒型）。

腹痛散

【组成】高良姜 6 克，白豆蔻 3 克，木香、沉香各 1.5 克。

【制法】上药共研极细末，储瓶备用。

【用法】每次服 6 克，日服 2 次，开水冲服。

【主治】腹痛（寒凝型）。

行气活血止痛汤

【组成】党参、当归各 12 克，厚朴、桃仁各 6 克，大黄、广木香各 5 克，火麻仁 15 克，藿香、槟榔、枳实各 10 克，甘草 3 克。

【制法】水煎。

【用法】每日 1 剂。

【主治】胃脘疼痛拒按，不能进食，大便燥结，2~3 日方解 1 次，面色黑，伴头晕乏力。

和胃方

【组成】连皮茯苓、冬瓜皮、干百

合、浮小麦各30克，法半夏12克，青竹茹24克，生姜、青皮、陈皮、炙甘草、炒枳壳各10克，台乌药15克，大枣8克。

【制法】水煎。

【用法】每日1剂。

【主治】胃脘胀痛，发无定时，大便秘结，苔白腻或黄腻，脉弦沉。

健中调胃汤

【组成】党参、海螵蛸各15克，白术、降香各10克，姜半夏、陈皮、公丁香、炙甘草各6克。

【制法】水煎。

【用法】每日1剂。

【主治】消化性溃疡，慢性胃炎，症见胃痛嘈杂泛酸、苔白滑、脉沉细或弦。

安胃止痛汤

【组成】大党参15克，法半夏、陈皮、乌梅炭、白芍、炙甘草、白茯苓、厚朴各10克，吴茱萸、黄连炭各5克，生姜3片。

【制法】水煎。

【用法】每剂分数次服，每次服1杯。2日服1剂，可继服10剂为1个疗程。

【主治】胃脘部疼痛，每于食后发作，痛处拒按，有痛剧发呕的，有时止时发多年不愈者。

疏肝和胃散

【组成】制香附、甘松、沉香曲、九香虫、刺猬皮、延胡索、降香、瓦楞子、黄连、吴茱萸、生姜汁、甘蔗叶各适量。

【制法】水煎。

【用法】温服，每日1剂。

【主治】肝气犯胃之胃脘痛。

调气散寒汤

【组成】紫苏梗、姜半夏、青皮、陈皮、广木香、制香附、旋复梗、炒白芍、焦神曲、生姜各9克，炙甘草6克，桂枝4.5克。

【制法】水煎。

【用法】每日1剂。

【主治】寒实型胃痛，症见胃脘暴痛，痛势较剧，得温则舒，泛吐清水，缠绵不已，苔白滑、脉弦或迟。

三合汤

【组成】高良姜、制香附各6~10克，百合、丹参各30克，乌药9~12克，檀香6克（后下），砂仁3克。

【制法】水煎。

【用法】每日1剂。

【主治】长期难愈的胃脘痛，或曾服用其他治胃痛药无效者，舌苔白或薄白，脉象弦，或沉细弦，或细滑略弦，胃脘喜暖，痛处喜按，但又不能重按，大便干或溏，虚实寒热症状夹杂并见者。包括各种慢性胃炎、胃及十二指肠球部溃疡、胃黏膜脱垂、胃神经官能症、胃癌等所致的胃痛。

理脾愈疡汤

【组成】党参、茯苓、刘寄奴各 15 克，白芍 12 克，白术、厚朴、甘松、元胡、乌贼骨、生姜各 10 克，砂仁 8 克，桂枝、炙甘草各 6 克，大枣 3 枚。

【制法】文火水煎。

【用法】每日 1 剂，早晚各服 1 次。

【主治】胃、十二指肠球部溃疡。症见胃脘隐痛，饥饿时痛甚，得食缓解，痛处喜按，喜热恶寒，胃胀嗳气，每在春秋季犯病。

鲜姜葱头泥

【组成】鲜生姜 30 克，葱头 3 个。

【制法】将鲜生姜洗净，然后和葱头共捣烂呈泥状，加入几滴白酒调匀即可。

【用法】将泥状物敷于胃痛处的皮肤上，用一块干毛巾覆盖，再将热水袋平放在干毛巾上，使温热感逐渐向胃痛部位传导，一般 3~5 次便可见效。

【主治】对胃痛有验证。

川芎木香汤

【组成】当归12克，白芍10克，阿胶（烊化）、枸杞子、茯苓、五味子各9克，川芎、枣仁、陈皮、木香各6克，生姜3片，红枣4枚。

【制法】将上药以水煎煮，取药汁。

【用法】每日 1 剂，分 2 次服用。

【主治】对胃痛有验证。

肉豆蔻砂仁汤

【组成】肉豆蔻、砂仁（后下）各 6 克，广木香、公丁香各 3 克。

【制法】将上药共研细末。

【用法】每日 2 次（早、晚饭前服用），每次 2 克，服用时可加入红糖 6 克。

【主治】用于遇寒即发的胃痛。

莲藕三七炖鸡蛋

【组成】鲜莲藕 250 克，三七末 3 克，鸡蛋 1 个。

【制法】先将鲜莲藕去皮洗净，切碎绞汁，再将鸡蛋打入碗中搅拌，加入藕汁和三七末，拌匀后隔水炖熟服食。

【用法】每日 1 剂，连服 10 日。

【主治】可缓解胃痛。

煨猪肚

【组成】猪肚（猪胃）1个，鲜姜250克。

【制法】将猪肚洗净，装入切成片的鲜姜，扎好，放入砂锅内用文火煨熟，然后去姜。猪肚切丝，拌酱油吃，汤亦同饮。

【用法】每个猪肚分3天吃完，可连续吃10个。

【主治】溃疡。

胃炎

胃是人体消化道的扩大部分，是储藏和消化食物的器官，中医称其为六腑之一，为“水谷之海”，主受纳和腐熟水谷。胃上口以贲门接食管，下口以幽门通十二指肠，因幽门附近发达的环状括约肌控制食物由胃入肠。胃壁有黏膜，并分泌胃液消化食物，胃肌扩缩运动以磨碎食物，推物入肠。胃内有血管、神经等与人体各部相连。胃的功能和结构如此复杂，任何一处受伤或中毒感染，都可致病。

胃炎是胃黏膜炎性疾病，分急性、慢性两大类。急性胃炎主要是指因食物中毒、化学品或药物刺激、腐蚀、严重感染等引起的胃黏膜急性病变。主要诱因有烈酒、浓茶、咖啡、辛辣食物、药物、物理因素（粗糙食物）、细菌等。在夏秋季，起病急，主要表现为发热、恶心、呕吐、腹泻、腹痛、脱水、脐周压痛等，有时与溃疡相似，应及时治疗。中医认为，本病属于湿热下注，脾胃失调所致，治疗时应清热利湿，解痉止痛，调理脾胃。

慢性胃炎属中医胃脘痛、痞满等症范畴。中医认为由气滞、脾虚、血瘀，诸邪阻滞于胃或胃络失养所致。该病以胃黏膜的非特异性慢性炎症为主要病理表现，病因可能除急性病外，还与胃黏膜受理化因素、细菌或毒素反复刺激和直接损害有关，其中尤以青壮年男性为多。临床表现为上腹部慢性疼痛、消化不良、食欲缺乏、恶心、呕吐、泛酸、饱胀、嗳气、纳差、大便不调，胃镜检查胃黏膜充血、水肿、糜烂、变薄。本病从病理表现可分为浅表性胃炎、慢性萎缩性胃炎、糜烂性胃炎和肥厚性胃炎四种，第一种为多见。本病预后良好，但严重者可有癌变的可能。胃痛及炎症与肝脾密切相关，肝脾气失和常易导致胃病。治疗本病以理气和胃为主。若属虚者，应温中补虚，养阴益胃；若属实者，应以疏肝、泄热、散瘀为主。

清热和胃汤

【组成】黄芩10克，连翘12克，败酱草20克，黄连6克，白花蛇舌草、白芍各15克，蒲公英30克。吞酸加吴茱萸3克，海螵蛸、煅瓦楞子各12克。

【制法】水煎。

【用法】每日1剂。

【主治】慢性胃炎症见胃脘灼热疼痛，口苦且干，嘈杂易饥或泛吐酸水苦水，大便干结，舌红苔薄白或薄黄，脉弦；胃镜见胃黏膜充血水肿或糜烂等。中医辨证属中焦郁热，邪热犯胃者。

茉莉花茶

【组成】茉莉花、石菖蒲各6克，青茶10克。

【制法】上药共置保温瓶中，以沸水适量冲泡，盖上盖，焖10分钟后饮用。

【用法】每日1剂。

【主治】适用于肝郁气滞型慢性胃炎，症见脘腹胀痛，食欲缺乏，嗳气频频，大便不爽，苔腻，脉弦或滑。

化瘀理胃汤

【组成】丹参30克，香附、延胡索、川楝子各12克，檀香、五灵脂、蒲黄、台乌各10克，砂仁6克。若挟郁热加白花蛇舌草20克，蒲公英30克；若兼气虚加党参20克，白术12克。

【制法】水煎。

【用法】每日1剂。

【主治】慢性胃炎症见胃脘疼痛，或刺痛、锐痛，痛处固定，舌质黯红或黯紫瘀斑，舌底络脉多粗乱而长，色青，脉涩滞不畅。胃镜多见腺体萎缩或伴肠腺化生、异型增生。中医辨证属肝脾气滞血瘀。

苍术厚朴汤

【组成】苍术9克，厚朴、陈皮各6克，甘草3克。

【制法】水煎。

【用法】每日1剂，水煎，分2次温服。

【主治】适用于上腹胀气苦闷、食欲缺乏、呕吐、下痢。

肉桂姜附散

【组成】肉桂、干姜、茯苓各50克，香附、高良姜各80克，荜茇、木香各40克，丁香15克，肉豆蔻、附子各30克。

【制法】上药风干研成粉。将铁粉、木粉置入容器内加入催化剂配成溶液，再将上述药粉加入，搅拌均匀，装入布袋，将药包加热后敷在胃脘部。

【用法】每天换1次。

【主治】寒凝气滞、脾胃虚寒型胃痛。

兜肚小偏方

【组成】荜茇、干姜各15克，甘松、山柰、细辛、肉桂、吴茱萸、白芷各10克，大茴香6克，艾叶30克（捣绒）。

【制法】上药共研粗末，用柔软的棉布做成20厘米×20厘米的兜肚形状，内层铺少许棉花及艾绒，将药末均匀撒上，上面再铺一层棉花，然后用线密密缝好，防止药末堆积或漏出。

【用法】日夜佩戴于胃脘部，1个月为1个疗程。

【主治】此法适宜于脾胃虚寒型慢性胃炎患者。

半夏甘草汤

【组成】半夏6克，炙甘草、干姜、黄连、桂枝、人参各3克，大枣4枚。

【制法】水煎。

【用法】每日1剂，分2次服。

【主治】适用于胃肠功能失调、寒热夹杂的症状。

大黄厚朴汤

【组成】大黄9克（酒洗），厚朴（制）、枳实各4.5克（炒）。

【制法】水煎取汁。

【用法】每日1剂，分2次温服。

【主治】适用于罹患胃炎，有便秘、腹胀下痢等。

西洋参黄芪汤

【组成】西洋参5~8克（磨汁冲服），生黄芪20~30克，白术、升麻、枳实、青皮、女贞子、枸杞子各10~12克，砂仁、甘草各8~10克。

【制法】将上药水煎。

【用法】每日1剂，分3~4次口服。10剂为1个疗程。

【主治】治疗胃下垂。

黄芪首乌汤

【组成】生黄芪25克，何首乌、全当归、鸡血藤各15克，柴胡20克，炒葛根、升麻、山萸肉、香附各12克，生甘草10克。

【制法】将上药水煎。

【用法】每日1剂，分早、中、晚3次口服，半个月为1个疗程。

【主治】治胃下垂。

腹泻

腹泻，俗称“拉肚子”，是指排便次数增多，粪便稀薄，甚至泻出如水样而言，多由肠道疾患引起。中医称之为“泄泻”。分急、慢性两种。急性者系指急起发病、历时短暂的排便次数频繁，粪便稀薄，或含有脓血黏液的腹泻；慢性者则是指大便次数增多，大便不成形，稀薄或有脓、血、黏液相杂，间歇或持续 2 个月以上。

本病一年四季均可发病，而以夏秋季节为最多。西医的急慢性肠炎、肠结核、肠功能紊乱、结肠过敏等疾病，多以腹泻为主要症状。中医学认为泄泻的主病原因有感受外邪、饮食所伤、情志失调、脏腑虚弱等因素。

寒湿泄泻。大便泻下清稀、腹部凉痛，同时多伴有恶寒发热，头痛鼻塞，食欲缺乏，脘腹闷胀，肠鸣不适，身重乏力，舌苔白腻等症状表现。治疗主要是温化寒湿、健脾助运，常用藿香正气散加减。

暑湿泄泻。夏秋之间，湿热伤及脾胃，可发生大肠湿热型腹泻。主要表现为泻下不爽或泻下急迫，便黄臭秽，肛门灼热，烦热口渴，口苦口黏，腹部绞痛，小便短赤，出现黄腻的舌苔。清化湿热，调理胃肠，是中医有效的治法，常用葛根芩连汤加味。

肝气乘脾（精神压力型腹泻）。症状特点是腹痛而泻，气怒时加重，泻后痛缓，常常感觉胸胁胀满，两胁痛胀，嗳气纳少，肠鸣矢气（屁多），有的还泛吐酸水。治疗以疏肝健脾，缓痛止泻为主，常用方为痛泻要方。

肾阳虚衰（五更泻）。肾阳虚泄泻，黎明即泻，故又称“五更泻”。主要表现为晨起泄泻，脐腹凉痛，喜暖喜按，畏寒肢冷，腰膝酸软，神疲乏力，腹痛即泻，泻后痛止。治以温补脾肾、固肠止泻，常用方为四神丸。

莱菔山楂粥

【组成】山楂 20 克，莱菔子、红糖各 15 克，生姜 3 片，大米 250 克。

【制法】先将莱菔子、山楂、姜片加水适量煎煮 40 分钟，去渣取其汁液，放入淘洗净的大米煮作粥，临熟时下红糖调味。

【用法】1 天内分 3 次服下，可连服 5 天。

【主治】用治因饮食不节所致的急性腹泻。

焦米粥

【组成】白粳米 100 克。

【制法】将米炒焦，加水煮作粥。

【用法】可任意食用。

【主治】用治脾虚泄泻、水泻或稀便日达数次且不思饮食。

山药大枣粥

【组成】山药、糯米各 30 克，大枣 10 枚，薏苡仁 20 克，干姜 3 片，红糖 15 克。

【制法】按常法共同作粥。

【用法】每日分 3 次服下，连续服用半月可愈。

【主治】补益脾胃。用治脾胃虚弱引起的慢性腹泻，证见久泻不愈、时发时止、大便溏稀、四肢乏力。

炮姜粥

【组成】炮姜 6 克，白术 15 克，花椒和大料各少许，糯米 30 克。

【制法】上述前 4 味共装在纱布包里，先煮 20 分钟，然后下糯米煮作粥。

【用法】每日分 3 次服食，连服 1~2 周。

【主治】用于因受寒湿而引致的腹泻，证见大便清稀如水、脘腹胀满、四肢无力。

慢性泄泻方

【组成】荆芥炭、白芍、木瓜、茯苓、黄芩、葛根各 10 克，黄连 5 克，防风、陈皮各 6 克，灶心黄土 50 克。

【制法】先将上药用适量清水浸泡 30 分钟，再用文火煎煮 30 分钟，每剂煎 2 次，将 2 次煎出之药液混合。

【用法】每日 1 剂，上、下午各服 1 次。

【主治】慢性泄泻。

柚姜止泻茶

【组成】老柚壳 9 克，细茶叶 6 克，生姜 2 小片。

【制法】先将前 2 味同研成细末；再把生姜煎汤，候温送服前 2 味细末。

【用法】不拘时服。

【主治】腹中冷痛，腹泻如水样。

藿佩茶

【组成】藿香、佩兰各 10 克，白蔻仁 5 克，绿茶 6 克。

【制法】4 药共捣粗末，放入保温

杯中，加沸水冲泡，10 分钟后即可饮用。

【用法】边饮边加开水，每日 1 剂。

【主治】适用于暑湿泄泻，症见发病较急，泻下黄水样便，腹部绞痛，胸闷痞满，恶心呕吐，头昏脑涨，身重困倦，小便黄赤，舌苔黄腻，脉濡缓者。

止泻茶

【组成】绿茶、金银花各9克，玫瑰花、陈皮各6克，茉莉花、甘草各3克。

【制法】将上药用沸水浸泡（加盖封闭，勿令泄气），10~12 分钟后方可服用。

【用法】每日分 3~5 次频频饮之。小儿用量酌减。

【主治】适用于急、慢性肠炎引起的泄泻。

二花茶

【组成】红茶、金银花各 10 克，玫瑰花、黄连、甘草各 6 克。

【制法】上药加水煎取汁。

【用法】顿服。

【主治】适用于急、慢性肠炎，下痢，泄泻。

焦楂石榴皮茶

【组成】茶叶 3~5 克，焦山楂 10~15 克，石榴皮 10~15 克。

【制法】水煎。

【用法】每日 1 剂。

【主治】用于食物积滞引起的腹泻。

藕苓青芽汤

【组成】鲜藕 60 克，茯苓、青皮各 10 克，麦芽 15 克。

【制法】水煎取汁。

【用法】早、晚分 2 次服，每日 1 剂，连服 3~5 天。

【主治】用于消化不良引起的腹泻，大便中夹不消化食物残渣（完谷不化），嗳腐吞酸，腹胀者。

黄芪山药莲子粥

【组成】黄芪、山药、莲子（去心）各 100 克。

【制法】将上 3 味洗净共煮粥。

【用法】顿服。可作早、晚餐服食。

【主治】健脾益胃止泻。

三花防风茶

【组成】扁豆花 24 克，茉莉花、玫瑰花、防风各 12 克。

【制法】将上 4 味水煎取液，加入红糖调味代茶饮。

【用法】每日 1 剂，不拘时频饮。

【主治】适用于肝郁脾虚型腹泻。

葱姜豆腐汤

【组成】豆腐300克，姜6克，大葱10克，花生油10毫升，盐3克。

【制法】先将豆腐洗净，切成片放入油锅内煎至微黄，葱洗净，用热水泡软，逐棵绕成葱结。油烧热爆炒姜片，随后放洁水、豆腐煮一会儿，再放葱结，盐，待汤开后即可。

【用法】顿服。

【主治】适用于腹泻失水，津伤口渴，或脾胃虚弱，神疲乏力，食量不佳等症。

硫黄茶

【组成】硫黄、诃子皮、紫笋茶各9克。

【制法】将硫黄研为细末，用净布袋包，与诃子皮、紫笋茶共加水适量，煎沸10~15分钟即可，过滤取汁用。

【用法】每日1剂，温服。

【主治】适用于肾阳虚衰（命门火衰），五更泄泻，腹部冷痛，四肢不温，或久泻不止。

核桃益智山药汤

【组成】核桃仁、益智各15克，淮山药20克。

【制法】3味同煎汤。

【用法】每日分2次温热饮之。

【主治】适用于慢性肠炎脾肾阳虚，症见便溏肢冷，甚或五更作泻，腰酸膝软。

姜茶乌梅饮

【组成】生姜10克，乌梅30克，绿茶6克，红糖15克。

【制法】生姜、乌梅肉切碎，共放保温杯中，以沸水冲泡，盖严温浸30分钟，再加红糖。

【用法】顿服。

【主治】适用于调治细菌性痢疾和阿米巴痢疾。方中乌梅性温味酸，有生津止渴、涩肠止泻的作用，可治久泻、久痢、蛔厥腹痛者。

莲藕粥

【组成】老莲藕250克，粳米100克，白砂糖60克。

【制法】莲藕洗净，粳米淘净后同入锅中，加水煮粥，入白砂糖调味。

【用法】早、晚空腹服食，连服4天。

【主治】适用于年老体虚，食欲缺乏，大便溏薄，热病后口干烦渴者。对慢性肠炎脾胃虚弱型腹泻验证明显。

豌豆莲子瘦肉汤

【组成】豌豆、莲子各150克，猪肉（瘦）320克，山药（干）12克，白术15克（布包），生姜3克。

【制法】将干品豌豆洗净；加入各材料及猪瘦肉，放入水4碗，煲3小时，加入调味品即可饮用。

【用法】顿服。

【主治】止血，止妇女白带，止久痢、久泻，治胃寒。

藕节莲子山药羹

【组成】藕节100克，莲子50克，山药30克，粳米100克，鸡蛋1枚。

【制法】将藕节、莲子、山药洗净，放入锅内，加水适量，大火煎煮5成熟。将粳米淘净，入锅，加水适量，小火慢熬稠，搅入鸡蛋花，拌匀即可。

【用法】食羹，每日2次。

【主治】适用于慢性肠炎泄泻日久，脾虚肠络血瘀，症见泄泻时作，大便溏薄，面色无华，乏力者。

薯蓣鸡蛋黄粥

【组成】生山药30克，熟鸡蛋黄3枚。

【制法】将山药切块，研成细粉，用凉沸水调成山药浆，然后再将山药浆倒入锅内，置文火上，不断用筷子搅拌，煮2沸，加入鸡蛋黄，继续煮熟即成。

【用法】每日2次，空腹温热服。

【主治】适用于脾气不足，久泄不止，乏力少气等症。

乌梅椒柏散敷脐方

【组成】乌梅、川椒、黄柏各3克。

【制法】共研为细末，然后加鲜生姜适量，共捣制成糊膏状，将药膏摊在纱布上。

【用法】敷神阙穴，外用胶布固定。一般用药30分钟脐腹有温暖舒适感，症状即可改善。若不愈，2~3日后可换药再敷。

【主治】适用于功能性腹泻、急性肠炎、非特异性溃疡性结肠炎及其他慢性腹泻，中医辨证属寒性泄泻者。

白胡椒姜黄散敷脐方

【组成】白胡椒6粒，炮干姜、炒雄黄粉、肉桂、吴茱萸各1克。

【制法】上药共研极细末。

【用法】以脱脂药棉将药粉裹成小球状，放在脐孔正中，以手按紧，外加胶布一块敷贴。

【主治】通常上午贴后下午泻即止。适用于胃寒腹痛水泻不止者。

便秘

便秘是指粪便在肠内滞留过久，排便周期延长，或粪质干结，排出困难，或经常便而不畅的病症。包括西医学中的功能性便秘及其他疾病并发便秘者。

润肠通便方

【组成】生地、玄明粉（冲）各20克，玄参、麦冬、火麻仁、瓜蒌、桃仁、赤芍各15克，枳实、厚朴、杏仁、大黄、粉甘草各10克，干姜9克。

【制法】水煎。

【用法】每日1剂。

【主治】肠燥便秘。

通便利水汤

【组成】鲜芦根30克，清宁片3克（开水泡兑），杏仁泥、旋覆花（包煎）、生赭石、清半夏、肥知母各9克，嫩桑枝24克，广陈皮、大腹皮、川朴花各4.5克，莱菔子12克，元明粉2.1克（冲入），苏合香丸一粒（和入）。

【制法】水煎。

【用法】每日1剂。

【主治】三焦蓄水，大肠结闭，形冷颇甚，腹胀而鼓，大便燥秘，小溲少，脉滑而散。

惯秘方

【组成】藿香、法平夏、厚朴、炒枳壳、桔梗、杏仁泥、当归、郁李仁、桃仁泥各10克，白蔻仁6克，瓜蒌子15克。

【制法】水煎。

【用法】分3次服，每2日服1剂，可续服5剂。

【主治】习惯性便秘。粪便干燥坚硬，数日1行。伴胃脘胀闷，食呆，或呕逆嗳饱及冷酸等症。

阑尾炎

阑尾炎是指阑尾的化脓性疾病，是一种常见的腹部疾病。可分为急性和慢性两种。

急性阑尾炎是一种最常见的急腹症，它的临床表现变化多端，需要与许多腹腔内疾病鉴别。临床表现：上腹痛突然发生，持续性，也可为阵发性，多数有转移性右下腹疼痛，常伴有恶心呕吐，也可有右下腹部痛、反跳痛及肌紧张等腹膜刺激征。开始时一般体温在 37.5~38℃之间，阑尾穿孔时体温明显升高，如伴有寒战、高热、黄疸者，为门静脉炎体征。血白细胞增高，一般在 10×10+9~15×10+9 个 / 升之间，中性粒细胞增多。

慢性阑尾炎经常腹部发生剧痛，脐之右侧，其痛更厉害，用手按之，患者攒眉呼痛，几乎跳起来，如吃得太多，往往会引起阑尾的疼痛。有的患者畏惧开刀，有的因时间上不允许或不方便，也有人主张阑尾自有其用途，所以都采用服药方式治疗，既能治好病痛，又免受开刀之苦。

消痈膏

【组成】黄柏、大黄、乳香、延胡索各 10 克，甘草 5 克，冰片 6 克，凡士林 50 克。

【制法】将中药共为细末，用凡士林调成膏剂。

【用法】外敷右下腹麦氏点处（右髂前上棘与脐连线的中外 1/3 交界处），直径 5~8 厘米，外用纱布敷盖，胶布固定。每隔 24 小时更换 1 次，7 日 1 疗程。

【主治】祛瘀止痛，通腑泄热。主治慢性阑尾炎。

阑尾消痈汤

【组成】金银花、蒲公英、鱼腥草各 30 克，紫花地丁 15 克，连翘、牡丹皮、桃仁、当归尾、炒川楝子各 12 克，大黄（后下）、赤芍、炒乳没、延胡索各 10 克，芒硝（冲服）6 克。

【制法】水煎。

【用法】每日 1 剂，早、晚 2 次分服。

【主治】阑尾脓肿。

张氏肠痈汤

【组成】金银花、冬瓜子、蒲公英各 30 克，桃仁、薏苡仁各 12 克，牡丹皮、木香各 9 克。

【制法】水煎。

【用法】每日 1 剂，10 日 1 疗程，2 个疗程后判定验证。

【主治】清热解毒，凉血散瘀。主治慢性阑尾炎。

银花公英赤豆汤

【组成】金银花、蒲公英各 30 克，赤小豆 100 克。

【制法】将前 2 味加入煎汤，去渣，加入洗净的赤小豆煮熟服食。

【用法】每日 1 剂，分 3 次服。

【主治】清热解毒，利湿排脓。用治急性阑尾炎初期，证见腹部及右下腹痛，局部压痛或轻度反跳痛，伴有恶心、呕吐、发热等。

菊花汁酒饮

【组成】鲜菊花 60 克，黄酒 1 小杯。

【制法】将鲜菊花洗净，捣烂取汁，兑入黄酒饮服。

【用法】每日 2 剂。

【主治】清热祛风，解毒消肿。用治急性阑尾炎。

复方陈皮煎

【组成】陈皮、青皮、炒枳壳、连翘、甘草各 10 克，二花、公英各 15 克，乳香 12 克，川楝子 20 克。

【制法】水煎。

【用法】每日 1 剂。

【主治】理气泄热，解毒散结。主治阑尾炎。

巴豆朱砂散

【组成】巴豆、朱砂各 0.5~1.5 克。

【制法】研细混匀，置膏药上。

【用法】贴于阑尾穴，外用绷带固定。24~36 小时检查所贴部位，皮肤应发红或起小水疱。若无此现象可更换新药。

【主治】疗疮退肿，清热安神。主治急性阑尾炎。

木香银花水

【组成】木香、金银花、蒲公英各 25 克，牡丹皮、川楝子、大黄各 12 克。

【制法】加水煎沸 15 分钟，滤出药液，再加水煎 20 分钟，去渣，两煎所得药液兑匀。

【用法】分服。每日 1~2 剂。

【主治】主治慢性阑尾炎。

石膏桐油

【组成】生石膏 12 克，黑桐油适量。

【制法】将生石膏研为细末，用黑桐油与生石膏粉混合搅拌成糊状。

【用法】外敷疼痛区。一般 2~3 日更换 1 次，如药干枯或滑动，则需要随时更换。

【主治】治疗阑尾炎有奇效。

鲜姜芋头泥

【组成】鲜姜、鲜芋头、面粉各

适量。

【制法】先将姜和芋头去粗皮，洗净，捣烂为泥，再加适量面粉调匀。

【用法】外敷患处，每日换药1次，每次敷3小时。

【主治】散瘀定痛。

肝炎

肝为五脏之一，开窍于目，有藏血、疏泄等功能。肝脏发生炎性病变，就是肝炎。肝炎的病因有病毒、细菌、阿米巴等感染，也可由于毒素、药物、化学品中毒等引起，有急性、慢性之分。症状上共同之处为恶心、食欲差、厌恶油腻、脘腹胀闷、大便时溏时秘、易疲劳、发热、出虚汗、睡眠差、肝区不适或疼痛、隐痛、肝功能异常、肝肿大、乏力等。传染性肝炎又叫病毒性肝炎，多由肝炎病毒引起。现在已知肝炎至少可有甲、乙、丙、丁、戊等多种。该病预后危险，且极易传播，故确诊后应对病人分床分食进行隔离为好。治疗以中西医结合为佳。

柔肝散

【组成】生地、丹参、蒲公英、垂盆草、白花蛇舌草各20克，女贞子、五味子、枸杞子各15克，川楝子10克，生甘草5克。

【制法】文火水煎。

【用法】每日1剂。

【主治】主治慢性乙型肝炎，证属肝肾阴虚，余毒未净。

陈英草煎液

【组成】茵陈、白英、白花蛇舌草各60克，板蓝根、茯苓、大青叶各30克，丹参、白术、栀子各9克。

【制法】水煎。

【用法】每日1剂。

【主治】主治急性黄疸型病毒性肝炎。

龙胆草木通剂

【组成】龙胆草6克，柴胡、山栀、黄芩、车前子（包煎）、泽泻、木通各10克，田基黄30克，甘草3克。

【制法】将上药水煎。

【用法】分2次口服，每日1剂。1个月为1个疗程，也可连续服用。

【主治】病毒性肝炎。

缓肝剂

【组成】泽兰、郁金、丹参、桃仁各 15 克，虎杖、白茅根各 20 克，栀子、贯众各 12 克，生大黄 9 克。

【制法】水煎。

【用法】每日 1 剂。

【主治】急性病毒性肝炎。

丙肝汤

【组成】丹参、赤芍、苦参、白花蛇舌草、蒲公英、薏苡仁、败酱草各30克，炙鳖甲10克，穿山甲、茯苓各15克，制大黄18克，生甘草6克。

【制法】水煎。

【用法】每日 1 剂，3 个月为 1 个疗程，连续用药至症状消失为止。

【主治】丙型肝炎。

补肾益肝丸

【组成】寄生、桑葚子、韭菜子各 20 克，生地黄、熟地黄、鹿轱菜子、甘菊花、腊树子、补骨脂各 15 克，北五味子、山萸肉、薯蓣、泽泻、茯苓、丹皮各 10 克，枸杞子 30 克。

【制法】研末，制成蜜丸，每丸 9 克。

【用法】每日 2~3 次空腹淡盐水送服。

【主治】乙型肝炎。

清肝散

【组成】蒲公英、生地黄各 20 克，龙胆草、柴胡、黄芪、知母、车前草、当归、茵陈、垂盆草、黄柏、焦山栀各 10 克。

【制法】水煎。

【用法】每日 1 剂。

【主治】急慢性乙型肝炎。

益气活血汤

【组成】生黄芪、女贞子、灵芝、太子参各 15 克，陈皮 10 克，蒲公英 40 克，白花蛇舌草、重楼各 20 克，丹参、生甘草各 5 克，茯苓 30 克。

【制法】水煎。

【用法】每日 1 剂。

【主治】慢性乙型肝炎。

清解散

【组成】柴胡10~15克，当归、白术、茯苓各10克，连翘15~18克，蒲公英、葛根、苍术、川厚朴、郁金、丹参各15克，升麻6~10克，茵陈30~60克，白芍、板蓝根各12克，甘草6克。

【制法】水煎。

【用法】每日1剂。小儿用量酌减。

【主治】急性病毒性肝炎。

退黄汤

【组成】茵陈、板蓝根、败酱草、车前草各15~30克，连翘10~15克，陈皮、红花各10克，生大黄（后下）3~6克，丹参15克。

【制法】水煎。

【用法】每日1剂，分2次服。肝功能恢复正常后改为隔日1剂，继服1个月以巩固验证。

【主治】急性病毒性黄疸型肝炎。

肝达舒方

【组成】赤芍、黑米、丹参、生白术、生黄芪、柴胡各30克，板蓝根、生甘草各15克，山豆根、虎杖、人工牛黄各10克。

【制法】共研为细末（部分药物浓缩收膏烘干研粉用），装胶囊，每粒0.45克。

【用法】每次5粒，1日3次；或作汤剂水煎。每日1剂，早晚各服1次。

【主治】慢性乙型肝炎，属肝脾不和者。症见两胁痞满不舒，食欲缺乏，恶心干呕，体力不支，情绪郁闷；舌质偏黯，舌苔薄白，脉象弦细而拘紧。

化肝解毒汤

【组成】平地木、土茯苓、白花蛇舌草、垂盆草各20克，太子参12克，虎杖、半枝莲各15克，焦白术、茯苓、枸杞子、黑料豆各10克，柴胡5克。

【制法】水煎。

【用法】每日1剂，早晚各服1次。

【主治】慢性活动性乙型肝炎，属湿热瘀郁，肝肾亏虚者。症见胁痛，纳差，面色灰滞暗黑，舌质红隐紫，苔黄腻，脉细弦滑。

益肾清解汤

【组成】巴戟、肉苁蓉、制首乌各20克，淫羊藿、菟丝子、丹参、黄芪、白芍、黄柏各15克，虎杖、旱莲草各30克，晚蚕沙、郁金各10克。

【制法】水煎。

【用法】每日1剂。

【主治】治慢性乙型肝炎。

益肾解毒汤

【组成】土茯苓30克，熟地黄15克，炙蜂房、桑寄生、淡苁蓉各12克，巴戟肉、当归、升麻各10克。

【制法】水煎。

【用法】每日1剂，早晚各服1次。

【主治】乙型迁延性肝炎，属肝脾不和并肾虚者。症见肝区隐痛，腹胀纳差，精神萎靡，头晕耳鸣，腰酸膝弱，足跟疼痛，或男子阳痿、遗精，女子月经不调等。

肝硬化

肝硬化，是由一种或多种致病因素长期或反复损害肝脏，引起肝细胞弥漫性变性、坏死、再生和再生结节以及肝纤维组织增生，纤维隔形成等改变，终致正常肝中叶结构破坏、血管改建和假小叶形成，使肝逐渐变形、变硬而形成肝硬化的慢性全身性疾病。可由慢性肝炎、血吸虫病、慢性营养不良、慢性酒精中毒、慢性胆道疾病等引起。该病起病缓慢，患者早期症状不明显或有上腹胀痛、恶心、呕吐、腹泻、乏力、食欲缺乏等症状；晚期可出现腹胀明显，并可见面色黧黑、消瘦、腹水、黄疸等症状，严重者可出现出血及肝昏迷现象。

本病呈世界性分布，根据1987年世界卫生组织报告，人群发病率为17.1/10万。国内发病率无准确统计，发病高峰年龄在35~48岁，男女比例为（3.6~8）：1。

肝硬化在不同阶段表现不同，故分属于中医“胁痛”“黄疸”“瘕积”（或痞块）“臌胀”等病证范畴。一般早期肝硬化多属于“瘕积”范畴，失代偿期肝硬化多见于“臌胀”病。治疗本病应先分清虚实、标本之主次。标实者，应辨气滞、血瘀、水湿的偏盛，分别采用行气、活血、利水或攻逐等法；本虚者须辨阳虚与阴虚之不同，用温补脾肾或滋养肝肾法；本虚标实，错杂并见者，当攻补兼施。

当归鸡内金汤

【组成】当归、泽泻、鸡内金各10克，白芍、淮山药、丹参、姜黄、茵陈、板蓝根各20克，茯苓15克，三七6克。

【制法】水煎。

【用法】每日1剂，分3次服。

【主治】主治肝硬化腹水。

甲鱼炖大蒜汤

【组成】甲鱼1只（500克左右），

独头大蒜 150 克。

【制法】将甲鱼宰杀后洗净、去内脏，同去皮大蒜清炖（勿放盐），炖至烂熟即可。

【用法】2天1次，15次为1个疗程。

【主治】肝硬化腹水。

五参四皮汤

【组成】丹参、党参、苦参、玄参、沙参、丹皮、黄芪皮、地骨皮、青皮各10克。

【制法】水煎。

【用法】每日1剂，分2~3次服。

【主治】肝硬化腹水。症见腹臌胀痛，时有潮热，舌深红，脉弦细，证属阴虚气弱、内热水停者。

黄芪马鞭草汤

【组成】生黄芪 50 克，党参 30 克，红花、川芎、赤芍各 6 克，槟榔、当归尾、莪术、炮山甲、地龙、车前子（包煎）各 10 克，益母草、茯苓皮、八月札、垂盆草、白花蛇舌草、马鞭草各 15 克。

【制法】水煎。

【用法】每日1剂。

【主治】主治肝硬化腹水，脾虚气滞型。症见腹胀如鼓，小便不利，腹壁青筋显露，下肢水肿，大便溏黏，脉弦数，舌红嫩，苔薄白。

甘遂琥珀汤

【组成】甘遂粉、琥珀、沉香各 10 克，枳实 15 克，麝香 0.15 克。

【制法】上药共研细末，装入胶囊，每次4粒。

【用法】间日1次，于空腹时用大枣煎汤送服。

【主治】肝硬化腹水。

紫河车庶虫汤

【组成】紫河车、红参须、炙庶虫、炮甲片、片姜黄、广郁金、生鸡内金各60克。

【制法】上药共研为极细粉末，水泛为丸。

【用法】每服3克，1日3次，食后开水送下。1个月为1个疗程。

【主治】主治早期肝硬化。症见肝功能损害，肝脾肿大，或肝肿大，胁痛定点不移，伴有脘闷腹胀，消瘦乏力，面色晦滞，红丝血缕或朱砂掌，舌暗红或瘀斑，脉象弦涩或弦细。

芒硝牛肉汤

【组成】芒硝30克，生牛肉150克。

【制法】文火炖至肉酥烂。

【用法】饮汤食肉，每周1剂。腹水消失即停药。

【主治】早期肝硬化腹水。

复方鸡内金散

【组成】生鸡内金60克，西洋参30克，三七粉30克，藏红花15克。

【制法】上药共研细末。

【用法】每次服5~10克，每日3次，米汤送下。

【主治】正虚瘀结型肝硬化。

大黄地龙散

【组成】大黄、地龙、穿山甲各30克。

【制法】共研细末。

【用法】每次服3~5克。

【主治】肝脾血瘀型肝硬化。

鳖甲大枣汤

【组成】鳖甲20克，大枣10枚，米醋2匙，冰糖适量。

【制法】将鳖甲炒黄，倒入米醋，迅速翻炒，然后将鳖甲放入砂锅中，加入大枣和水1大碗，烧开后以小火炖1小时，加入冰糖，待大枣熟烂后，弃鳖甲。

【用法】吃枣饮汤。

【主治】适用于肝硬化早期病人。若肝硬化腹水者，可在上汤中加赤小豆。

丹参玉竹猪肝汤

【组成】丹参30克，玉竹30克，猪肝1具（洗净去血切片）。

【制法】同煎。

【用法】食肉喝汤。

【主治】适用于早期肝硬化患者。

三七鳖甲炖瘦肉

【组成】鳖甲30克，三七10克，猪肉（瘦）120克，大枣（干）20克，盐、姜各3克，味精1克。

【制法】将三七、鳖甲、大枣洗净；猪瘦肉洗净，切块；把全部用料一齐放入炖盅内，加开水适量，炖盅加盖，文火隔开水炖3小时，调味即可。

【用法】佐餐食用。

【主治】早期肝硬化属血瘀郁结者，症见右胁疼痛，肝大、脾大，形体消瘦，食欲缺乏，体倦乏力，大便不畅，小便不利，舌边有瘀点，脉细弦或细涩。

荣肝汤

【组成】党参、当归、白芍、王不留行各12克，炒白术、炒苍术、木香、香附、佛手各10克，茵陈、山楂、泽兰、生牡蛎各15克。

【制法】水煎。

【用法】每日1剂，早晚各服1次。

【主治】慢性肝炎、早期肝硬化，症属肝郁脾虚、气滞血瘀、湿热未清者。

犀泽汤

【组成】广犀角粉8克（冲，或以水牛角粉30克水煎代），泽兰、败酱草各15克，土茯苓、对坐草、平地木各30克。

【制法】水煎。

【用法】每日1剂，早晚各服1次。

【主治】乙型肝炎属湿热蕴蒸，气滞血瘀者。

舒肝开肺汤

【组成】赤芍、丹参、生牡蛎各30克（先下），当归15克，柴胡、广郁金、桃仁、地鳖虫、紫菀、桔梗各10克，川楝子12克。

【制法】水煎。

【用法】每日1剂，早晚各服1次。

【主治】慢性肝炎，迁延性肝炎及早期肝硬化所致的肝性腹胀。

软肝煎

【组成】太子参、鳖甲（醋炙）各30克，白术、茯苓各15克，楮实子、菟丝子各12克，萆薢18克，丹参10克，甘草6克，土鳖虫3克。

【制法】土鳖虫烘干研成细末；水3碗，入鳖甲先煎半小时，纳诸药煎至1碗，冲服土鳖虫末，渣再煎服。

【用法】每日1剂，1日2次。

【主治】肝硬化。

化肝解毒汤

【组成】平地木、虎杖、红藤各20克，土茯苓15克，贯众、紫草、黑料豆各10克，甘草3克，二妙丸12克（包煎）。

【制法】水煎。

【用法】每日1剂，早晚各服1次。

【主治】慢性迁延性肝炎，属湿热瘀郁者。症见神志较清，神疲乏力，腹软；舌质红，尖部黯紫，舌苔薄黄腻，脉小弦滑。

退黄三草汤

【组成】鲜车前草10株，天青地白草、酸浆草、绵茵陈、白花蛇舌草、大青叶、板蓝根、郁金各20克。

【制法】水煎。

【用法】每日1剂，分3次服。

【主治】急性黄疸型肝炎，慢性迁

延性肝炎急性发作。

舒肝解毒汤

【组成】当归、川楝子各12克，白芍、柴胡、茯苓、板蓝根、败酱草、银花、蒲公英各15克，茵陈30克，甘草6克，生姜10克，红枣5枚。

【制法】水煎。

【用法】每日1剂，分2次服。

【主治】急、慢性乙型肝炎，属肝郁脾虚有热者。症见或右胁肋隐隐疼痛，或两胁胀痛不舒。

加味异功散

【组成】茯苓30克，丹参30克，鸡血藤30克，黄精20克，党参15克，当归12克，苍、白术各10克，青、陈皮各10克，焦山楂、神曲各10克，柴胡10克，姜黄10克，郁金10克，甘草6克，薄荷3克。

【制法】水煎。

【用法】每日1剂，早晚饭后2小时各服1次。每服2剂停药1天，每月共服20剂。或间日1剂。

【主治】①适用于迁延性肝炎、慢性肝炎、肝硬化、肝癌等病，属脾虚肝乘、气滞血瘀者。症见胸胁满闷，胁下隐痛，纳呆纳少，便溏，舌质淡润，舌苔薄白，脉濡细等；②上述肝病患者，虽见有阴虚证症，但服养阴剂后，胃脘不适，纳差便溏者；③上述肝病患者，当前虽见有阴虚证症，但询问病史，素体脾虚者。

鳖甲琥珀大黄散

【组成】鳖甲30克（汤泡洗净，米醋浸一宿、火上炙干，再淬再炙，以甲酥为度，研极细），琥珀9克（研极细），大黄15克（酒拌炒）。

【制法】上共研细作散。

【用法】每早服6克，白汤调下。

【主治】主治心腹症瘕血积，肝硬化、肝大、肿大，腹大如鼓，青筋暴露。

猪胆绿豆丸

【组成】猪胆4个，绿豆面500克。

【制法】将猪胆阴干或烘干，研末，同绿豆面加水捏成豆丸。

【用法】每次服6~9克，每日3次，服完为止。

【主治】用治肝硬化腹水。

鲫鱼红小豆汤

【组成】鲫鱼（或鲤鱼）1条（约500克），红小豆500克。

【制法】将鱼去鳞及内脏，同红小豆加水共煮至烂熟，不加任何调料。

【用法】每晨服用，只趁热饮汤，不吃鱼、豆，连续服饮。

【主治】用治肝硬化腹水，久服排尿量明显增加。

脂肪肝

脂肪肝是由多种病因和疾病引起的肝细胞内脂肪（主要为三酰甘油）堆积的一种病理状态。引起脂肪肝的原因有酗酒、营养失调、肥胖、糖尿病、妊娠、肝炎及药物或毒物的损害等，其中，流行病学所调查证实肥胖、酗酒为常见原因。

脂肪肝的临床表现与脂肪浸润的程度成正比，以肝大为最常见症状，其次是肝区不适或疼痛、纳少、腹胀、恶心呕吐，严重时则出现黄疸、腹水、下肢水肿等，属中医学“积聚”的范畴。中医学认为，脂肪肝系由于饮食油腻，酒酪不节，外感湿浊，或脏腑虚损等原因，以致肥气脂膏过多而积蓄于肝脏。本病病位在肝，以脾虚、肾虚为本，以气郁、食滞、痰、瘀、湿、热、寒为标。临床多呈本虚标实，虚实兼夹，寒热错杂。根据脂肪肝形成的病因病机，中医治疗大多以疏肝行气、健脾化湿、祛痰散结、化浊消瘀为主。

丹参陈皮膏

【组成】丹参100克，陈皮30克，蜂蜜100毫升。

【制法】丹参、陈皮加水煎，去渣取浓汁加蜂蜜收膏。

【用法】每次20毫升，每日2次。

【主治】活血化瘀，行气祛痰。适用于气滞血瘀型脂肪肝。

丹参山楂蜜饮

【组成】丹参、山楂各15克，檀香9克，炙甘草3克，蜂蜜30毫升。

【制法】加水煎，去渣取汁加蜂蜜，再煎几沸。

【用法】每日2次。

【主治】活血化瘀，疏肝健脾。适用于瘀血阻络型脂肪肝。

陈皮二红饮

【组成】陈皮、红花各6克，红枣5枚。

【制法】水煎。

【用法】取汁代茶饮。

【主治】活血化瘀，行气化痰。适

用于气滞血瘀型脂肪肝。

菠菜蛋汤

【组成】菠菜200克，鸡蛋2只。

【制法】将菠菜洗净，入锅内煸炒，加水适量，煮沸后，打入鸡蛋，加盐、味精调味。

【用法】佐餐。

【主治】适用于脂肪肝。

何首乌粥

【组成】何首乌20克，粳米50克，大枣2枚。

【制法】将何首乌洗净晒干，打碎备用，再将粳米、红枣加清水600毫升，放入锅内煮成稀粥，兑入何首乌末搅匀，文火煮数沸。

【用法】早晨空腹温热服食。

【主治】适用于脂肪肝。

灵芝河蚌煮冰糖

【组成】灵芝20克，蚌肉250克，冰糖60克。

【制法】将河蚌去壳取肉，用清水洗净待用。灵芝入砂锅加水煎煮约1小时，取浓汁加入蚌肉再煮，放入冰糖，待溶化即成。

【用法】饮汤吃肉。

【主治】适用于脂肪肝。

兔肉煨山药

【组成】兔肉500克，怀山药50克，盐少许。

【制法】将兔肉洗净切块，与怀山药共煮，沸后改用文火煨，直至烂熟。

【用法】饮汤吃肉。

【主治】适用于脂肪肝。

红花山楂橘皮茶

【组成】红花10克，山楂50克，橘皮12克。

【制法】水煎取汁。

【用法】每日1剂，分数次当茶饮。

【主治】适用于脂肪肝。

金归楂橘茶

【组成】郁金、当归各12克，山楂、橘皮各25克。

【制法】将原料混合，加水同煎取汁。

【用法】代茶饮，每日1剂。分2~3次内服。

【主治】适用于脂肪肝。

玉米须煮赤豆汤

【组成】玉米须60克，冬葵子15克，赤小豆100克，白糖适量。

【制法】将玉米须、冬葵子煎水取汁，入赤小豆煮成汤，加白糖调味。

【用法】分2次饮服，吃豆，饮汤。

【主治】泄热通淋，平肝利胆。

三花茶

【组成】玫瑰花、代代花、茉莉花各20克。

【制法】三花加水煎取药汁，或沸水冲泡代茶饮。

【用法】每日1剂。

【主治】适用于脂肪肝。

脊骨海带汤

【组成】海带丝、动物脊骨各适量，调料少许。

【制法】将海带丝洗净，先蒸一下；将动物脊骨炖汤，汤开后去浮沫，投入海带丝炖烂，加盐、醋、味精、胡椒粉等调料即可。

【用法】食海带，饮汤。

【主治】对脂肪肝有一定食疗作用。

白术枣

【组成】白术、车前草、郁金各12克，大枣120克。

【制法】将白术、车前草、郁金用纱布包好，加水与枣共煮，尽可能使枣吸干药液，去渣食枣。

【用法】每日1次。

【主治】适用于脂肪肝。

黄芪郁金灵芝饮

【组成】黄芪30克，灵芝、茯苓各15克，郁金10克，茶叶6克。

【制法】将以上各味加水煎煮，取汁。

【用法】分2~3次饮服。

【主治】适用于脂肪肝。

金香茶

【组成】郁金、香橘皮、木香各10克。

【制法】在上述药品中加水适量，煎取药汁代茶饮。

【用法】每日1剂，分早、中、晚3次服。

【主治】适用于脂肪肝。

酸奶大蒜

【组成】糖醋大蒜1个，脱脂酸奶100克，蜂蜜10克。

【制法】将糖醋蒜去皮膜后剁成糜糊状，与脱脂酸奶和蜂蜜混合均匀。

【用法】每天早晨服用。

【主治】消食降脂。

乌梅粥

【组成】乌梅20克，粳米150克。

【制法】将乌梅放水中煮沸15分钟，取汁，将粳米放入乌梅汁中，先用旺火烧沸，再改用小火熬煮成粥，加入冰糖食用。

【用法】每周2次。

【主治】适用于脂肪肝。

芹菜黄豆汤

【组成】新鲜芹菜100克，黄豆20克。

【制法】先将黄豆预先浸泡，洗净芹菜切成片状，往锅里加入适量清水，将黄豆和芹菜一起煮熟即可。

【用法】每天1次，连续使用3个月。

【主治】清热平肝。

海带汤

【组成】海带50克，绞股蓝50克，泽泻20克，决明子20克，生山楂30克。

【制法】将所有材料放在一起加水煎煮即可。

【用法】每天1剂，连续服用3~6个月。

【主治】适用于脂肪肝。

枸杞菊花茶

【组成】枸杞10克，菊花5克，绿茶5克。

【制法】将3种材料同置壶中，以沸水冲泡，代茶饮用。

【用法】频泡频饮。

【主治】适用于脂肪肝。

降脂益肝汤

【组成】泽泻20~30克，生首乌15~20克，决明子15~20克，丹参15~20克，生山楂30克，黄精15~20克，虎杖12~15克，大荷叶15克。

【制法】水煎。

【用法】每日1剂，早晚分服。

【主治】适用肥胖性脂肪肝。

软肝消积饮

【组成】海藻、淡昆布、白花蛇舌草各30克，郁金、象贝母、紫丹参各15克，软柴胡、炙鳖甲、穿山甲各10克，泽泻、猫人参各30~60克。

【制法】水煎。

【用法】每日1剂。早晚分服。

【主治】适用于肝炎后脂肪肝。

胆囊炎、胆石症

胆囊炎是指因各种原因导致的胆囊部位发生炎症为主的一种病症。胆囊炎、胆石症有急、慢性之分。一般急性期多见胆囊炎，至慢性或急性发作期，往往二症并见。多属中医的“胁痛”“黄疸”“结胸”等病范畴，是临床常见病。

胆附于肝，互为表里。胆汁是肝之余气，溢入于胆积聚而成。肝失疏泄、脾失健运可导致气滞血瘀、湿热内蕴而致胆囊肿大发炎；又肝失疏泄、胆汁排泄不畅，日积月累，久受煎熬，聚结成石，结石阻滞，“不通则痛”。右上腹疼痛或绞痛，放射至右肩（胆石症绞痛尤剧），伴有恶心呕吐、发热恶寒，头痛，无力，或有黄疸、纳呆、口苦等症。

胆道疾病在我国为常见病和多发病，主要包括胆石症、胆管肿瘤、胆道狭窄、胆道感染四大类。由于胆道解剖和生理的特殊性，使得胆道疾病的外科治疗尤其复杂，特别是肝胆管结石、高位胆管狭窄、肝门部胆管癌以及肝移植的胆道并发症等，一直是外科医生所面临的巨大挑战。

泻热利胆汤

【组成】柴胡、枳实各 6 克，大黄 3 克，黄芩、半夏、郁金、杏仁、香附各 10 克。

【制法】水煎。

【用法】每日 1~2 剂，2~4 次分服。

【主治】胆囊炎急性发作期。症见右胁剧烈疼痛拒按，发热恶寒、呕吐恶心、心烦急躁，便闭尿赤热，苔垢厚、脉滑数有力者。

胆安 I 号方

【组成】玫瑰花、厚朴花、生白芍、鸡内金、瓜蒌皮、银柴胡各 9 克，生甘草 1.5 克，青皮 6 克，白蜜 15 克（冲）。

【制法】水煎。

【用法】每日 1 剂，2 次分服。

【主治】素体阴虚脘胁胀痛的慢性胆囊炎。

胆安 II 号方

【组成】当归、白芍、柴胡、党参各 6 克，炙甘草、生姜各 3 克，吴茱萸、桂枝各 1.5 克，红枣 6 枚。

【制法】水煎。

【用法】每日 1 剂，2 次分服。

【主治】用于气滞血瘀型胆囊炎。

疏肝利胆汤

【组成】红柴胡、法半夏、炒枣仁、炒枳壳、莱菔子、川郁金、瓜蒌皮、焦山楂、炒神曲、枯黄芩、酒炒龙胆草各10克，大腹皮15克，生姜3片。

【制法】水煎。

【用法】每日 1 剂，3 次温服。

【主治】肝胆瘀滞型胆囊炎。症见右上腹鼓满胀闷，自觉胆囊部压重难名，气逆嗳饱甚则呕吐，右胁间有轻度疼痛，时有剧痛。

加减大柴胡汤

【组成】柴胡、赤芍、黄芩各15克，半夏、枳壳、大黄（后下）、郁金各9克，川金钱草60克，蒲公英、瓜蒌各30克，茵陈30克。

【制法】水煎。

【用法】每日 1 剂，分 2 次服。

【主治】胆囊炎、胆石症、胆道感染等疾患，凡见身目俱黄、右胁胀痛拒按、脘腹胀满、大便干结、苔黄腻、脉弦数者。

虎杖二金汤

【组成】虎杖 30 克，郁金 15 克，金铃子 10 克。

【制法】水煎。

【用法】每日 1 剂，日服 2 次。

【主治】急性胆囊炎。

胆豆丸

【组成】猪胆（带胆汁）10 个，甘草 50 克，大黄 60 克，绿豆 200 克。

【制法】先将绿豆装入猪胆囊内，用线扎紧，洗净胆囊外表，蒸 120 分钟左右取出，捣烂如泥状。再将大黄、甘草水煎取浓汁，与上药混合为丸如绿豆大（或每丸重 5 克）。

【用法】每次服 10 克，每日早、中、晚各服 1 次。1 周为 1 个疗程。

【主治】急性胆囊炎。

化石汤

【组成】威灵仙、虎杖、芦根各 30 克，郁金 20 克，陈皮 15 克。

【制法】水煎。

【用法】每日 1 剂，日服 2 次。

【主治】胆石症。

二虎汤

【组成】大黄、玄明粉各 10 克。

【制法】先将大黄加水煎沸3~5分钟后，离火，加玄明粉拌匀，取汁150毫升。

【用法】顿服。

【主治】非重症急性胆道感染。

四金汤

【组成】金钱草60克，海金沙、郁金、虎杖各30克，鸡内金10克，王不留行15克。

【制法】水煎。

【用法】每日1剂，日服2次。

【主治】胆道残余结石。

金钱草汤

【组成】金钱草30~60克。

【制法】水煎。

【用法】每日1剂，日服3次或代茶饮。

【主治】急性胆囊炎。

黄芩二金散

【组成】郁金、黄芩、鸡内金各30克，猪苦胆5个。

【制法】将前3味共研细末，用猪胆汁调匀，焙干研细，储瓶备用。

【用法】每次服6克，日服3次，开水冲服。

【主治】慢性胆囊炎、胆石症。

加味茵陈汤

【组成】茵陈30克，郁金、木香、黄芩、大黄各9克。

【制法】水煎。

【用法】每日1剂，日服2次。

【主治】急性胆囊炎。

茵陈三黄汤

【组成】茵陈15克，木香、黄芩、黄连、大黄各6克。

【制法】水煎。

【用法】每日1剂，日服2次。

【主治】慢性胆囊炎、胆石症。

威灵仙汤

【组成】威灵仙60克。

【制法】水煎。

【用法】每日1剂，日服2次。

【主治】胆石症。

南瓜蔓汤

【组成】吊南瓜蔓100克（鲜品加倍）。

【制法】上药洗净切碎放入热水瓶中，用开水浸泡。

【用法】每天泡1热水瓶，平时和

吃饭时均可饮用，1天只喝1瓶，须每天换药浸泡。连服3~4天，开始排石，一般为浑浊状尿，有时有小的石粒。当小便有拉丝状液出现时，证明结石全部排净，则可停药。

【主治】胆结石。

胆石散

【组成】①鸡内金50克。②土茯苓60克。

【制法】上方分研细末备用。

【用法】方①每次服3~5克，每日早、晚各服1次，白开水送服。方②每次服6克，日服3次，米汤为引送下。

【主治】胆石症。

变通大柴胡汤

【组成】柴胡18克，大黄、白芍、枳实、黄芩、半夏、郁金各9克，生姜12克。

【制法】水煎。

【用法】每日1~2剂，分2次服。

【主治】急性胆囊炎，属肝胆湿热者。症见胁痛，发热，厌油，恶心，便干，舌质红苔黄腻，脉弦滑。

疏肝清利湿热汤

【组成】茵陈蒿20克，生山栀、炒黄芩、广木香、广郁金、杭白芍、生大黄（后下）各10克，江枳壳6克，芒硝15克（冲）。

【制法】水煎。

【用法】每日1剂，早晚各服1次。

【主治】胆管炎、胆石症，属中焦湿热者。症见右上腹阵发性绞痛，并向右肩放散，畏寒发热，恶心呕吐，汗多，尿少，色深黄，大便结。

金钱利胆汤

【组成】金钱草60克，平地木、板蓝根各30克，枳壳、赤白芍各9克，柴胡、生军（后下）、生甘草各3克，硝矾丸4.5克（分吞）。

【制法】水煎。

【用法】每日1剂，早晚各服1次。

【主治】胆囊炎、胆石症，属肝胆湿热者。症见胁痛，寒热，厌油口苦，便干尿赤，舌红苔黄腻，脉弦滑。

胆囊清解汤

【组成】金银花、板蓝根各20克，延胡索、枳壳、茵陈各15克，柴胡、生白芍各12克，川楝子、木香、厚朴、郁金、黄芩、生甘草各10克，生大黄6克。

【制法】水煎。

【用法】每日1剂，早晚各服1次。

【主治】慢性胆囊炎属肝胆湿热者。症见右胁胀满、疼痛，如绞如掣，持续不解，或阵发性加剧，局部拒按；口干口苦，纳呆，便秘，厌食油腻，甚至出现黄疸；舌红、苔黄腻，脉弦数。

金钱开郁散

【组成】金钱草30克，柴胡10克，枳实、白芍、郁金、乌贼骨、浙贝母各9克，炙甘草8克。

【制法】水煎。

【用法】每日1剂，早晚各服1次。

【主治】胆石症、慢性胆囊炎属湿热气郁者。症见上腹部间歇作痛，右胁疼痛尤剧，或呕吐苦水，或嗳气，泛酸，恶心，舌苔薄白，脉弦。

六胆汤

【组成】金钱草30克，鸡内金、广木香、香附、逍遥丸各9克（包），佛手3克。

【制法】水煎。

【用法】每日1剂，早晚各服1次。

【主治】慢性胆囊炎，胆结石疾患，属肝胆气郁者。症见右上腹胀痛或牵至右肩部疼痛，食后腹胀，每因情志或劳作而增减，饮食减少，嗳气频作，脉弦，苔薄。

柴芩汤

【组成】春柴胡、淡黄芩、制半夏、小枳实各12克，香青蒿、郁金、玄明粉（分冲）各20克，金钱草、六一散（包煎）各30克，延胡索、生大黄（后下）各15克。

【制法】水煎。

【用法】每日1剂。

【主治】治急性胆囊炎。

柴胡四逆散

【组成】柴胡20克，枳实、白芍、黄芩、半夏、青皮、木香、猪苓各12克，茵陈、郁金各15克，大黄18克。

【制法】水煎。

【用法】每日1剂。

【主治】治急性胆囊炎。

蒲公英疏肝汤

【组成】蒲公英30克，柴胡10克，郁金12克，川楝子6克，刺针草（鬼针草）30克。

【制法】水煎。

【用法】每日1剂。

【主治】用于治疗急性胆道感染、胆囊炎、化脓性胆管炎及胆道蛔虫病合并感染。

蒲公英泥鳅汤

【组成】泥鳅鱼 120 克，蒲公英、金银花各 30 克，生姜 4 片。

【制法】将蒲公英、金银花洗净；生姜去皮，洗净，切片；泥鳅鱼活杀，去肠杂，用开水脱去黏液及血水。把全部用料一齐放入锅内，加清水适量，武火煮沸后，文火煮 1~1.5 小时，调味即可。

【用法】随量饮用。

【主治】适用于急性胆道感染、胆囊炎属湿热者。

利胆活血汤

【组成】柴胡、枳实、陈皮、三棱各 10 克，郁金、香附、川楝子、白芍、赤芍各 15 克，丹参、蒲公英各 20 克。

【制法】水煎。

【用法】每日 1 剂，分 2 次服。

【主治】治慢性胆囊炎。

银菊金银汤

【组成】金银花、蒲公英、金钱草各 25 克，柴胡、青皮、陈皮、石斛各 20 克，白芍、连翘各 15 克，黄芩、三棱各 10 克。

【制法】水煎。

【用法】每日 1 剂，每日服 2 次。

【主治】适用于肝胆气郁、湿热蕴结型的胆结石患者。

大金钱草猪肝

【组成】大金钱草 60 克，猪肝 250 克，狗宝 1.5 克。

【制法】金钱草、狗宝洗净，捣碎研成细末，猪肝洗净，入沸水中汆透，用凉水冲洗干净，沥去水分，切成片，放在碗内，撒上药末，拌匀，加葱节、姜片、清汤，入笼中蒸 30 分钟左右，取出，滤出汤汁，加食盐、味精调味。

【用法】用以佐餐。

【主治】适用于胆道结石。

驱蛔汤

【组成】使君子、苦楝皮根、乌梅、枳壳、延胡索粉各 12 克，槟榔、木香、花椒 9 克，细辛 4 克，干姜 5 克。

【制法】水煎。

【用法】分 2 次服，每日 1 剂。

【主治】适用于胆道蛔虫病初期。突发性剑突下钻顶样绞痛，痛引肩背，时发时止，痛时辗转不安，甚者汗出肢厥，恶心呕吐或见呕蛔虫，缓解时如同常人。舌淡、苔薄白，脉弦紧或沉浮。

高脂血症

高脂血症是以单纯高胆固醇血症或单纯高三酰甘油血症或两者兼见的血脂代谢紊乱性疾病。高脂血症系指血浆中脂质浓度超过正常范围。中医无此病名。本症在临床上较为常见，且多并发于原发性高血压、糖尿病、肥胖症等病中。

本病多因肝阴暗耗，肝阳偏亢，化风内动，上扰清窍；或脾虚化源不足，则五脏之精少而肾无所藏，致使肾水不足、肝失滋养而致偏亢所致。或肝、脾、肾诸脏虚损，导致痰浊、瘀血停滞所致。头痛、眩晕、目干、腰膝酸软、心烦胸闷，血脂超过正常值。

高脂血症不是一种特定的疾病，而是一组疾病。由于血脂在血液中都是以蛋白结合的形式存在，所以又有人将高脂血症称为高脂蛋白血症。高脂血症与动脉粥样硬化、心脑血管病、糖尿病、脂肪肝、肾病等的发病有着密切关系，是形成冠心病的主要危险因素之一。高脂血症的直接损害是加速全身动脉粥样硬化，因为全身的重要器官都要依靠动脉供血、供氧，一旦动脉被粥样斑块堵塞，就会导致严重后果。高脂血症还可引起肝脏损害。当血脂升高超过机体代谢需要时，脂肪便在肝脏内堆积起来形成脂肪肝。

参楂汤

【组成】山楂 50 克，丹参 30 克，延胡索、菊花、红花各 15 克，麦芽 40 克。

【制法】水煎。

【用法】每日 1 剂，日服 3 次。

【主治】高脂血症。

降脂饮

【组成】枸杞子 10 克，何首乌、决明子、山楂各 15 克，丹参 20 克。

【制法】上药用文火水煎 2 次，取汁约 1500 毫升，储于保温瓶中。

【用法】代茶频饮。患感冒时或消化系统发生疾病时可酌情暂时停用。

【主治】高脂血症（肝肾阴虚、气滞血瘀型）。

莱菔散

【组成】莱菔子适量。

【制法】上药按传统工艺炒至爆壳，研细末备用。

【用法】每次服 9 克，日服 3 次，饭后服。30天为1个疗程，可用2或3个疗程。血脂控制后改为6克/次，用1个疗程。

【主治】高脂血症。

参归汤

【组成】黄芪、党参、当归、蒲黄各9克，红花5克。

【制法】上药按常法制成糖浆。

【用法】每日2次，1次服30毫升。连续服用3个月。

【主治】高脂血症（气虚血瘀型）。

郁矾丸

【组成】白矾、郁金各等份。

【制法】上药共研细末。

【用法】水泛为丸（小粒），每次服6克，日服3次，饭后服。20天为1个疗程，连服2或3个疗程。

【主治】高脂血症（痰湿型）。

何首乌汤

【组成】制何首乌30克，泽泻20克，丹参10克，玉竹15克。

【制法】水煎。

【用法】每日1剂，日服2或3次。半个月为1个疗程。

【主治】高脂血症。

山泽降脂方

【组成】山楂、泽泻各30克。

【制法】水煎。

【用法】每日1剂，日服3次。

【主治】高脂血症（痰湿瘀阻型）。

丹参饮

【组成】丹参、蝉蜕各15克，郁金9克。

【制法】水煎。

【用法】每日1剂，日服2次。

【主治】高脂血症（痰瘀型）。

茵陈楂麦汤

【组成】茵陈30克，山楂、麦芽各15克。

【制法】上药加工成糖浆，每瓶500毫升。

【用法】日服3次，每服30毫升，连服2000毫升。

【主治】早期高脂血症。

寄生汤

【组成】桑寄生18克，何首乌、制黄精各20克。

【制法】水煎。

【用法】每日1剂，日服2次。

【主治】高脂血症，表现为头晕目

眩、心悸气短、心前区痛等症。

海带绿豆汤

【组成】海带、绿豆、红糖各150克。

【制法】将海带浸泡、洗净、切块，绿豆淘洗净，共煮至豆烂，加入红糖即可。

【用法】每日1剂，分2次服用。连服15天。

【主治】高脂血症、原发性高血压。

蒲黄山楂汤

【组成】蒲黄、山楂、泽泻各24克。

【制法】水煎。

【用法】每日1剂，每次煎45分钟，取汁300毫升，分2次服。

【主治】高脂血症。

生山楂何首乌汤

【组成】生山楂30克，何首乌、泽泻、生大黄各20克，决明子25克，荷叶、丹参各15克，生甘草10克。

【制法】将上药水煎3次后合并药液。

【用法】分2~3次口服，每日1剂。1个月为1个疗程。服用15日、30日分别空腹抽血查血脂。

【主治】高脂血症。

制大黄茵陈汤

【组成】制大黄10克，猪苓、泽泻、白术、茵陈各20克，何首乌、生薏苡仁、决明子、金樱子各25克，柴胡、郁金各15克，生甘草6克。

【制法】将上药加水600毫升，文火煎至300毫升。

【用法】分早、晚2次口服，10天为1个疗程，一般连服2~3个疗程。

【主治】高脂血症。

降脂散

【组成】何首乌30克，枸杞子15克，女贞子15克，黄芪20克，桃仁10克，丹参20克，赤芍15克，泽泻15克，山楂20克，虎杖10克。

【制法】水煎。

【用法】每日1剂，分3次服。

【主治】主治高脂血症。症见胸痹、胸痛、心痛、中风、眩晕、胸脘痞闷、肢体沉重、舌苔白腻、脉滑。

首乌地龙汤

【组成】何首乌15克，地龙10克，川芎10克，女贞子10克，枸杞子10克，熟地黄10克，绞股蓝10克，没药6克。

【制法】水煎。

【用法】每日1剂，4周为1个疗程。

【主治】高脂血症。

参麦汤

【组成】人参 10 克，麦冬 10 克。

【制法】水煎。

【用法】每日 1 剂，分 3 次服。

【主治】原发性高脂血症。

活血化湿汤

【组成】炒苍术 60 克，炒枳壳 60 克，何首乌 60 克，决明子 180 克，炒山楂 180 克，泽泻 120 克，红花 60 克，丹参 60 克，车前子（包煎）60 克，肉苁蓉 60 克，刺蒺藜 60 克，杭菊花 60 克，茺蔚子 60 克，白茯苓 90 克，陈皮 40 克，石菖蒲 40 克，制胆星 40 克，川郁金 60 克，远志 60 克。

【制法】诸药粉碎为细末，过筛，水泛为丸如小绿豆大。

【用法】每次服 5 克，1 日 3 次，3 个月为 1 个疗程，复查。可连服 2~3 个疗程。

【主治】主治高脂血症。

通脉饮

【组成】金樱子、决明子、制首乌、生薏苡仁各 30 克，茵陈、泽泻各 24 克，生山楂 18 克，柴胡、郁金各 12 克，酒大黄 6 克。

【制法】每日 1 剂，加水 500 毫升，用文火煎至 250 毫升。

【用法】分 2 次服。每 2 周为 1 个疗程。

【主治】高脂血症。

降脂通脉饮

【组成】首乌 30 克，金樱子 30 克，决明子 30 克，生薏仁 30 克，茵陈 24 克，泽泻 24 克，生山楂 18 克，柴胡 12 克，郁金 12 克，酒大黄 6 克。

【制法】水煎。

【用法】每日 1 剂，早晚各服 1 次。

【主治】高脂血症，属肝肾阴虚、瘀浊内阻者。症见眩晕耳鸣，脘腹痞闷，或伴胸痹心痛等。

降脂方

【组成】当归 13 克，丹参 13 克，蒲黄 10 克，桑寄生 13 克，决明子 10 克，泽泻 15 克，山楂 13 克。

【制法】水煎。

【用法】每日 1 剂，早晚各服 1 次。

【主治】高脂血症、冠心病、经皮冠状动脉腔内成形术后、脂肪肝、脑动脉硬化、脑梗死等心脑血管疾病，属痰浊、血瘀者。

高血压

高血压主要是由于高级神经中枢调节血压功能紊乱所引起、以动脉血压升高为主要表现的一种疾病。成人如舒张压持续在 90 毫米汞柱以上，一般即认为是高血压。病人通常感到头痛、头晕、失眠、心悸、胸闷、烦躁和容易疲乏，严重时可发生心、脑、肾功能障碍。中医认为，引起血压升高的原因是情志抑郁，恚怒忧思，以致肝气郁结，化火伤阴；或饮食失节，饥饱失宜，脾胃受伤，痰浊内生；或年迈体衰，肝肾阴阳失调等。高血压分为原发性高血压及继发性高血压两类。原发性高血压是以血压升高为主要临床表现的一种疾病，约占高血压患者的 80% ~ 90%。继发性高血压是指在某些疾病中并发血压升高，仅仅是这些疾病的症状之一，故又叫症状性高血压，约占高血压患者的 10% ~ 20%。

滋阴潜阳汤

【组成】玄参 12 克，麦冬、牛膝、茯苓、钩藤、菊花各 9 克，代赭石、龙骨、牡蛎各 15 克，蝉蜕、炙远志各 6 克。

【制法】水煎。

【用法】每日 1 剂。

【主治】肾阴亏损，水不涵木，肝阳上扰型高血压。

七子汤

【组成】决明子 24 克，枸杞子、菟丝子、沙苑子、桑葚子各 12 克，女贞子 15 克，金樱子 9 克。

【制法】水煎。

【用法】每日 1 剂。

【主治】主治肝肾阴虚型高血压。

五皮汤

【组成】桑白皮 50 克，大腹皮 30 克，赤茯苓皮 15 克，陈皮 9 克，生姜皮 6 克。

【制法】水煎。

【用法】每日 1 剂。

【主治】主治高血压危象。

二花茶

【组成】金银花、菊花各 26 克。

【制法】每日1剂，1剂分4份，每份用沸开水冲泡10~15分钟后当茶饮，冲泡

2次弃掉另换。

【用法】可连服1月或更长时间。

【主治】主治高血压。

滋肾降压汤

【组成】莲须12克，女贞子12克，桑葚子12克，山药15克，钩藤10克，地龙10克，旱莲草10克，生牡蛎25克（先煎），龟板（或鳖甲）25克（先煎），牛膝15克。

【制法】水煎。

【用法】每日1剂。

【主治】主治肝肾阴虚型高血压。

二黄草根汤

【组成】葛根6克，黄连、黄芩各3克，甘草2克。

【制法】水煎。

【用法】每日1剂，分3次服。

【主治】高血压病。症见项背强，心下痞硬，心悸，舌苔薄黄、脉数或结代。

三黄泻心汤

【组成】大黄2克，黄连、黄芩各1克。

【制法】水煎。

【用法】每日1剂，每日3次，分服。

【主治】高血压病。症见血压上升，头昏眼花，烦躁不安，心悸易惊，便秘，脉数有力。

柴胡龙骨牡蛎汤

【组成】柴胡5克，黄芩3克，半夏4克，茯苓3克，桂枝3克，人参2.5克，龙骨（先煎）2.5克，牡蛎2.5克，大枣2.5克，干姜1克，大黄1克（或去大黄）。

【制法】水煎。

【用法】每日1剂，每日3次，分服。

【主治】高血压病。症见胸胁苦满，胃脘痞胀，心悸易惊，焦躁易怒，身重，难以转侧，小便不利，大便秘结等。

磁石山楂汤

【组成】磁石30克，夏枯草30克，鱼腥草30克，山楂30克，地龙10克，决明子20克，夜交藤30克，青葙子15克，牛膝20克，石决明20克。

【制法】水煎。

【用法】每日1剂，每剂煎2次，分服。

【主治】高血压病。症见头昏头痛，目胀，烦躁易怒，心悸，大便秘结，舌红，脉弦。

三草二明汤

【组成】夏枯草30克，豨莶草30

克，益母草10克，决明子25克，石决明30克。

【制法】水煎。

【用法】每日1剂，每日2次，分服。

【主治】高血压病。症见面赤头痛，烦躁易怒，口干口苦，舌红苔黄，脉弦数。

黄杞汤

【组成】生地黄30~45克，枸杞子9~18克，沙参9~15克，麦冬9~15克，当归9~15克，川楝子4.5克。

【制法】水煎。

【用法】每日1剂，每日2次，分服。

【主治】高血压病。症见头晕目眩，耳鸣，烦躁失眠，口干口苦，舌红少苔或花剥，虚弦细数或豁大中空。

降压利脑方

【组成】制首乌、黄芪、丹参、丹皮、山楂、泽泻、葛根各30克，五味子、地龙、赤芍、川芎、夏枯草各15克。

【制法】冷水浸1小时后再煎30分钟。

【用法】每剂服1~2日。

【主治】原发性高血压病兼脑动脉硬化症。症见头痛眩晕，颈项强，疲乏无力，舌淡红，脉弦细。

降压方

【组成】石决明（先煎）35克，罗布麻叶、豨莶草各30克，桑寄生、丹参各15克，白芍、汉防己各10克。

【制法】水煎。

【用法】每日1剂，每日2次，分服。

【主治】原发性高血压病。症见头晕头痛，烦躁易怒，腰膝酸痛，舌淡红，脉弦。

降清散

【组成】柴胡、黄芩、枳实、白芍、郁金、龙骨（先煎）、牡蛎（先煎）、蒲黄、五灵脂、槐花各15克。

【制法】水煎。

【用法】每日1剂，每日2次，分服。

【主治】原发性高血压病。症见头晕目眩，胸胁痛，口苦，舌红苔黄，脉弦数。

生地决明煎

【组成】白薇9克，百合9克，鲜生地24克，茯苓12克，酸枣仁9克，石决明15克，龙齿（先煎）9克，栀子7.5克，青木香9克，木瓜9克，甘草3克。

【制法】水煎。

【用法】每日1剂，每日2次，分服。

【主治】原发性高血压病。症见头痛眩晕，烦躁易怒，口干咽燥，舌红，脉弦细数。

莲子心茶

【组成】莲心（莲子中的胚芽）4～5克。

【制法】以开水冲沏代茶。

【用法】饮用。

【主治】主治高血压，头昏脑涨，心悸失眠等症。

青木香粉

【组成】青木香 50 克。

【制法】将青木香研成粉末，装入胶囊。

【用法】内服，1 日 3 次。开始每次剂量可用 0.4~0.8 克，以后可逐步增加至 1~2 克。饭后服，3 个月为 1 个疗程。一般用药后 45 日可减轻，如用于有严重动脉硬化的高血压患者，用药时间应延长。

【主治】主治高血压。

花生苗茶

【组成】花生全草（整棵干品）50~100 克。

【制法】切成小段，泡洗干净，煎汤。

【用法】代茶饮，每日 1 剂。血压正常后，可改为不定期服用。

【主治】对治疗高血压病有较理想的功效。

心悸

心悸是指患者自觉心中悸动甚则不能自主的一类症状。患者自觉心跳或心慌，伴有心前区不适感，当心率缓慢常感到心脏搏动强烈，心率加快时可感到心脏跳动，甚至可感到心前区振动。心悸与患者的精神因素有关。身心健康者在安静状态并不感到自己的心脏在跳动，情绪激动或强烈体力活动后常感到心悸，但为时短暂，静息片刻便消失；神经过敏者则不然，一般的心率突然加快或偶发的期前收缩也可感到心悸。心悸的感觉常与患者的注意力有关，也与心律失常存在时间的久暂有关。当患者注意力集中时（如夜间卧床入睡前或在阴森的环境中），心悸较易出现而明显。而许多慢性心律失常者，由于逐渐适应而常不会感到明显的心悸，若得不到及时恰当的控制，则可发生各种心脏病甚至死亡。

本病中医学属于“惊悸”“怔忡”等范畴。与平素体质虚弱、情志所伤、劳倦、汗出受邪等有关，多因气血虚弱、痰饮内停、气滞血瘀等所致。其治疗应本着“虚则补之，实则泻之”的原则。

宁心饮

【组成】太子参 15~30 克，麦冬 15 克，五味子 6 克，淮小麦 30 克，甘草 6 克，大枣 7 枝（枚），丹参 15 克，百合 15 克，龙牡 30 克，磁石 30 克。

【制法】水煎。

【用法】每日 1 剂，每日 2 次，分服。

【主治】心悸难宁，胸闷烦热，口干津少；少寐多梦，或伴汗出。苔少质红，脉细数或有间歇。多用于窦性心动过速、室上性心动过速、心脏神经官能症等。

养心镇惊汤

【组成】白茅根、茯苓、磁石、生白芍各15克，天竺黄9克，龙骨、牡蛎各20克，钩藤、忍冬藤各12克，朱砂3克，石菖蒲10克。

【制法】水煎。

【用法】每日 1 剂，每剂煎 2 次。10 日为 1 个疗程。

【主治】适用于惊恐所致的心悸不安。

安神定志丸（汤）

【组成】远志 6 克，石菖蒲 5 克，茯苓 15 克，朱砂 2 克（冲服），龙齿 25 克（先煎），党参 9 克。

【制法】水煎。

【用法】每日 1 剂。

【主治】适用于心悸不宁，善惊易恐，坐卧不安，少寐多梦而易惊醒，食少纳呆，恶闻声响，苔薄白，脉细略数或细弦。

心律失常方

【组成】生地、丹皮、龙眼肉、玉竹、莲子肉各12克，知母、枣仁各9克，黄柏、黄连各6克，夜交藤、珍珠母各15克。

【制法】水煎。

【用法】每日 1 剂，每日 2 次，分服。

【主治】心悸（心律失常）。

龙眼粥

【组成】龙眼肉 30 克，糯米（江米）或紫米，冰糖适量。

【制法】先将糯米加水适量熬成粥，快熟时加入龙眼肉及冰糖，再煮10~15分钟即得。

【用法】温服，每日1次，1周为1个疗程。

【主治】对于气血不足或受惊吓所致的心律失常，有定智安神作用。

白鸽参芪汤

【组成】白鸽1只，北黄芪、党参各30克。

【制法】将白鸽去毛及内脏，洗净，同北黄芪、党参一起放锅内煮汤。

【用法】吃鸽肉饮汤。

【主治】适用于心悸，面色苍白，失眠，头晕，食欲缺乏，舌质淡，脉细。

大枣炖猪心

【组成】猪心100克，大枣25克。

【制法】同置碗内加水，文火炖2小时后调味食用。

【用法】直接食用。

【主治】适用于心悸，面色苍白，失眠，头晕，食欲缺乏，舌质淡，脉细。

黄连阿胶汤

【组成】黄连3克，阿胶、黄芩、白芍各9克，鸡蛋黄2枚。

【制法】水煎2次，阿胶烊入。

【用法】用生鸡蛋黄调入药汁，分2次温服。

【主治】适用于心肾不足、阴虚火旺较重的心悸易惊，心烦失眠，五心烦热，口干，盗汗，思虑劳心则症状加重，伴有耳鸣，腰酸，头晕目眩，舌红少津，苔薄黄或少苔，脉细数。

甘麦百合安神汤

【组成】小麦50克，甘草9克，百合15克，大枣10枚，生地黄、生龙骨各18克。

【制法】将生龙骨先煎后再与其他药一起煎。

【用法】每日1剂，每日2次。

【主治】本方尤适用于心肝阴虚血少所致的心悸。

黄芪黄鳝炖猪肉

【组成】黄芪30克，黄鳝2条，猪瘦肉60克。

【制法】黄鳝去内脏，切段，同猪瘦肉、黄芪加水共煮熟去黄芪后食用。

【用法】煮熟食用。

【主治】适用于心悸，心烦少眠，头晕目眩，腰酸耳鸣，舌质红少苔，脉细数或促者。

二冬枣仁粥

【组成】蜂蜜、麦冬（连心）、酸枣仁、天冬各 10 克，粳米 100 克。

【制法】先煎天冬、麦冬、酸枣仁（微炒），取汁与粳米煮粥。

【用法】粥熟后加入蜂蜜稍煮即可，睡前服。

【主治】本方养阴清热，安神定志，适用于阴虚火旺之心悸、失眠。

鳖肉枸杞汤

【组成】鳖 1 只（约 500 克），枸杞子 30 克，女贞子 25 克，莲子 15 克。

【制法】将鳖宰杀，去内脏、头，加上述中药共煮熟，去药渣吃鳖肉饮汤。

【用法】去药渣吃鳖肉饮汤。

【主治】适用于心悸，心烦，少眠，头晕目眩，腰酸耳鸣，舌质红少苔，脉细数或促者。

猪脑炖药杞

【组成】猪脑 1 具，淮山药 30 克，枸杞子 20 克。

【制法】将淮山药、枸杞子用纱布包扎好，与猪脑加水共炖，将熟时下少许盐或调料食之。

【用法】煮熟食用。

【主治】适用于心悸，心烦少眠，头晕目眩，腰酸耳鸣，舌质红少苔，脉细数或促者。

苓桂术甘汤

【组成】茯苓 12 克，桂枝（去皮）9 克，白术、炙甘草各 6 克。

【制法】上 4 味，以水 1200 毫升，煮取 600 毫升，去滓。

【用法】每日分 3 次温服。

【主治】适用于心悸，胸闷痞满，渴不欲饮，下肢水肿，形寒肢冷，伴有眩晕，恶心呕吐，流涎，小便短少，舌淡苔滑或沉细而滑者。

桃仁红花煎

【组成】丹参、川芎、桃仁、红花、制香附、延胡索各 9 克，赤芍、青皮、当归、生地黄各 12 克。

【制法】水煎。

【用法】每日 1 剂。

【主治】适用于心悸，胸闷不适，心痛时作，痛如针刺，唇甲发绀，舌质紫黯或有瘀斑，脉涩或结或代。

参苏酒

【组成】红参、苏木、陈皮、甘草各 10 克，红花 6 克。

【制法】5 味药入瓶中，加白酒 500 毫升，浸泡 1 周后即可服用。

【用法】每次服 20 毫升，早、晚各 1 次。20 日为 1 个疗程。

【主治】适用于血瘀所致的胸闷心悸和不寐，并见舌紫黯，或有瘀点者。对气虚血瘀所致的心律失常有一定作用。

黄连温胆汤

【组成】川黄连、枳实、半夏、橘红、生姜各 6 克，甘草 3 克，茯苓 10 克，竹茹 12 克。

【制法】水煎。

【用法】每日 1 剂。

【主治】用于心悸时发时止，受惊易作，胸闷烦躁，失眠多梦，口干苦，大便秘结，小便短赤，舌红苔黄腻，脉弦滑。

羊肉枸杞汤

【组成】羊肉 60 克，枸杞子、黑豆各 30 克，淮山药 20 克，红糖 25 克。

【制法】水煎熟。

【用法】喝汤吃羊肉。每日 1 次。

【主治】适用于心悸，面色苍白，失眠，头晕，食欲缺乏，舌质淡，脉细。

米酒核桃汤

【组成】米酒 50 毫升，核桃仁 6 个，白糖 30 克。

【制法】将核桃仁与白糖共捣为泥，放入锅中，下米酒调匀，以文火煎煮 10 分钟即可。

【用法】每日 1~2 次。

【主治】适用于惊悸怔忡，全身虚肿，身寒怕冷，神疲乏力，腰酸，纳呆，舌质胖淡，苔薄白腻，脉沉迟。

羊肉麻雀汤

【组成】羊肉 300 克，切块洗净，麻雀 2 只（去毛及内脏）洗净，熟附子 15 克，生姜 3 片。

【制法】一齐放入锅内，加清水适量，武火煮沸后，文火煲 2 小时。

【用法】调味食用。

【主治】适用于惊悸怔忡，全身虚肿，身寒怕冷，神疲乏力，腰酸，纳呆，舌质胖淡，苔薄白腻，脉沉迟。

参茸炖鸡肉

【组成】鸡肉 100 克，高丽参 6 克，鹿茸 3 克。

【制法】一齐放入炖盅内，加开水适量，炖盅加盖，文火隔水炖 3 小时。

【用法】调味供食。

【主治】适用于惊悸怔忡，全身虚肿，身寒怕冷，神疲乏力，腰酸，纳少，舌质胖淡，苔薄白腻，脉沉迟。

心绞痛

心绞痛多见于冠心病患者，是心肌缺血、缺氧急性发作的结果。该病多见于中老年人，在临床上较为常见，也是诊断冠心病的重要依据之一。多因心阳不振、气血瘀阻、心脉不通所致。根据临床表现，一般可分劳累性心绞痛和自发性心绞痛两大类型。劳累性心绞痛多由疲劳、运动、激动或其他增加心肌耗氧量的因素所诱发。

心绞痛位于心前区或胸骨后区，表现为突然发作、阵发性、压榨性疼痛感、紧束感或烧灼感，可放射至左肩或左上肢。发作时常伴有胸闷、四肢厥冷、出汗等症。劳累性心绞痛有发展为急性心肌梗死的危险，而自发性心绞痛的症状较劳累性心绞痛重，持续时间较长，病情较重，不易为硝酸甘油缓解。

本病中医学属“胸痹”“心痛”“厥心痛”“真心痛”等范畴。故本病应按中医“胸痹”论治，治疗要点是抗心绞痛和降血脂。重在调整阴阳，疏通气血，从而起到预防、治疗心绞痛的双重作用，作用持久，但在“治标”方面的作用相对较弱。故中医治疗的同时应采用西医常规疗法，如心电监护、吸氧、止痛镇静，静滴硝酸甘油、镁盐极化液、肝素，口服异山梨酯（消心痛）、美托洛尔（倍他乐克）、卡托普利（开搏通）、阿司匹林等，符合溶栓条件的予尿激酶静脉溶栓。在此基础上进行辨证施治，治疗原则多以行气通阳、活血化瘀、豁痰开结、通络止痛为主。

丹参红花汤

【组成】丹参 30 克，红花 15 克，川芎、赤芍、降香各 10 克。

【制法】取上药加水500毫升同煎，武火煎沸后，改用文火续煎 20 分钟，药汁 1 次服完。

【用法】每剂煎服 2 次，每日 1 剂。

【主治】冠心病心绞痛，属心脉瘀阻型，心痛剧烈，如锥针刺，甚则心痛彻背，怔忡失眠，胸闷心慌，气短乏力，动则汗多，面色灰暗，舌质紫黯、苔白，脉弦涩或结代。

止痛散

【组成】延胡索、川楝子各 30 克。

【制法】上药共研极细末，分 6 包。

【用法】每次取 1 包，日服 3 次，开水冲服。

【主治】心前区疼痛、胸闷者。

二霜散

【组成】柿霜、西瓜霜各 30 克。

【制法】上药混匀备用。

【用法】每次服 3~5 克，日服 2 或 3 次。

【主治】心绞痛。

何首乌散

【组成】何首乌 100 克，玉米面 50 克。

【制法】将玉米面焙黄与研好之何首乌细末混合。备用。

【用法】每次服2~3克，日服3次，空腹服用。

【主治】胸痹心痛（心肾阴虚型）。

芍七散

【组成】赤芍 100 克，三七 40 克，细辛 20 克。

【制法】上药共研细末（或制成片剂），备用。

【用法】每次服 6 克，日服 3 次，开水冲服。

【主治】心绞痛。

韭菜根汤

【组成】鲜韭菜根 2500 克。

【制法】将上药洗净，切碎，绞汁备用。

【用法】每日 1 剂，每日分 2 次服。

【主治】心绞痛。

参七散

【组成】人参、三七各等份。

【制法】上药共研细末，备用。

【用法】每次服 3 克，日服 2 次，开水冲服。

【主治】心绞痛。

丹参没郁汤

【组成】丹参 30 克，郁金、没药各 10 克，葛根 12 克。

【制法】水煎。

【用法】每日 1 剂，日服 2 次。

【主治】胸痹心痛（心血瘀阻型）。

参麦田七散

【组成】红参、麦冬各 30 克，三七 15 克。

【制法】上药共研细末。

【用法】每服 3~6 克，温开水冲服。

【主治】冠心病，心绞痛（气阴虚夹瘀型）。

参芪汤

【组成】黄芪、党参各15克，丹参、郁金各10克。

【制法】水煎。

【用法】每日1剂，日服2次。

【主治】冠心病，心绞痛（气虚夹瘀型）。

吹鼻散

【组成】雄黄、辛夷、猪牙皂各1.5克，冰片1克，麝香0.3克，洋金花半朵。

【制法】上药共研极细末，储瓶备用，勿泄气。

【用法】每取本散少许吹入鼻孔内，每3小时吹1散，心痛即止。

【主治】心绞痛。

人参三七琥珀散

【组成】人参、三七各6克，琥珀3克。

【制法】原方取人参、三七、琥珀按2：2：1比例，共为细末，每日3次，每次3克，开水冲服。

【用法】30日为1个疗程，治疗3个疗程。

【主治】冠心病心绞痛，属气虚血瘀型，心悸怔忡，胸闷，心前区痛，甚则难忍，牵引肩背，发作有时，过劳则重。动则喘息，气短乏力，面色苍白，神疲自汗，舌淡紫黯，苔薄白，脉细或结代。

丹参通脉饮

【组成】丹参、全瓜蒌各30克，赤芍、川芎、郁金、红花、降香、半夏、薤白各10克。

【制法】水煎。

【用法】每日1剂。

【主治】适用于心绞痛反复发作者。

养心安神汤

【组成】丹参20克，党参、玉竹、当归、制何首乌、茯神、柏子仁各10克，炙甘草3克。

【制法】浓煎取汁。

【用法】每日1剂，分2次服。

【主治】用于心绞痛缓解期气阴两虚者。症见胸闷胸痛，短气乏力，心烦，自汗或盗汗，手足心热，舌红少苔，脉细数或结代。

益气活血通

【组成】黄芪、丹参各30克，人

参、赤芍、郁金、生地黄各15克，川芎、当归、红花、桃仁、瓜蒌、薤白、柴胡各10克，三七6克，炙甘草6克。

【制法】水煎。

【用法】每日1剂，分2次服。

【主治】适用于心绞痛气虚血瘀，胸阳不振者。症见心胸剧痛，痛有定处，气短乏力，心悸自汗，面晦唇青，舌紫黯有瘀斑，脉弦细无力。

气血冲剂

【组成】人参、川芎20克。

【制法】取上药共研细末。

【用法】每日2次，温开水送服。

【主治】冠心病心绞痛，属气虚血瘀型，心悸怔忡，胸闷，心前区痛，甚则难忍，牵引肩背，发作有时，过劳则重。动则喘息，气短乏力，面色苍白，神疲自汗，舌淡紫黯，苔薄白，脉细或结代。

益神方

【组成】野生灵芝15克，制黄精、炙黄芪、制何首乌各10克，炒当归6克。

【制法】水煎。

【用法】每日1剂，每日3次。

【主治】冠心病胸闷心悸，神经衰弱，失眠酸乏，胃肠功能障碍，食欲缺乏，白细胞减少，妇女更年期综合征，产后、病后、术后身体虚弱，老年黄褐斑等多种病症。本方为康复剂，坚持服用，确有良效。

丁郁四神散

【组成】丁香、郁金各15克，人参10克，川芎20克，山楂30克。

【制法】取上药共研细末，装胶囊，每粒1克，共81粒（研制消耗9克）。

【用法】每次3粒，每日3次。

【主治】冠心病心绞痛，属气虚血瘀型，心悸怔忡，胸闷，心前区痛，甚则难忍，牵引肩背，发作有时，过劳则重。动则喘息，气短乏力，面色苍白，神疲自汗，舌淡紫黯，苔薄白，脉细或结代。

温阳通脉汤

【组成】附子、桂枝各5克，肉苁蓉、菟丝子、当归、党参各10克，丹参15克，炙甘草5克。

【制法】水煎。

【用法】每日1剂。

【主治】适用于心肾阳虚，症见心悸气短，腰酸怕冷，面白神疲，舌淡，脉沉细无力的病人。

冠心病

冠状动脉粥样硬化性心脏病（简称冠心病）又称缺血性心脏病。多因心阳不足，寒邪乘心以致寒凝脉涩，拘急收引；或饮食不慎，膏粱厚味，变生痰湿，痰湿侵犯占据清旷之区；或痰热灼络，火性上炎；或气血津液阴阳不足以致虚而血行缓慢；或七情内伤、气机瘀滞均可导致气滞血瘀，血脉瘀阻，郁遏于胸。

冠心病是一种40岁以后较为多见的心脏病。中老年人由于生理功能逐渐衰退，如果对钙质摄取不足，会导致钙质从骨组织中大量释出，这一方面会造成骨质疏松，另一方面会使骨组织中的胆固醇等物质大量释出并沉淀或附着在血管壁上，加重血管硬化，从而影响人体血液循环。冠状动脉是供应心脏血液的血管，如果在此血管的内膜下有脂肪浸润堆积就会使管腔狭窄，堆积越多狭窄就越严重，如此便限制了血管内血液的流量。血液是携带氧气的，如心脏需氧增多或血流减少到一定程度，就会使心肌缺乏氧气，不能正常工作。

本病相当于中医学“胸痹”“胸痛”“真心痛”“厥心痛”等范畴。在治疗方面应根据“急则治其标，缓则治其本”的原则，疼痛期以通为主，活血化瘀，理气通阳。疼痛缓解后以调整脏腑气血，培补正气为主。

参七散

【组成】西洋参、三七、鸡内金各等份。

【制法】上药共研细末，储瓶备用。

【用法】每次服2克，口服3次，空腹温开水送下。

【主治】冠心病（气阴两虚、瘀浊留滞型）。症见头晕耳鸣、口干、腰酸腿软、夜尿频数、心悸气短、胸闷，或伴有面色晦暗、夜卧不安。口舌质紫暗或有瘀斑，或舌红无苔，脉沉细数无力，尺寸脉弱。

蒲灵汤

【组成】五灵脂、蒲黄各6克。

【制法】将上药研为粗末，放入杯中，用沸水冲泡。

【用法】每日1剂，代茶饮用。

【主治】冠心病（气滞血瘀、心络受阻）。

二叶山楂汤

【组成】山楂12克，柿叶10克，茶叶3克。

【制法】将上药放入杯中，用沸水冲泡。

【用法】每日1剂，代茶饮用。

【主治】冠心病，原发性高血压，高脂血症。

三虫片

【组成】水蛭、九香虫、土鳖虫各3克，郁金9克，茵陈30克。

【制法】将上药水煎3次，合汁浓缩成膏，加入适量的赋形药制成片剂（每片0.5克，含生药2克），备用。

【用法】每次服4~8片。日服3次，用温开水送服。

【主治】冠心病。

胸痹验方

【组成】瓜蒌、牛膝各15克，薤白、枳壳、茜草各10克，红花6克。

【制法】水煎。

【用法】每日1剂，日服2次。

【主治】冠心病（胸痹、心痛）。

冠心汤

【组成】太子参、龙骨各15克，茯神（茯苓）、石菖蒲、远志、丹参、麦冬、川芎、延胡索各10克，桂枝8克，炙甘草5克，五味子6克。

【制法】水煎。

【用法】每日1剂，日服2次。

【主治】冠心病。

养心定志汤

【组成】太子参15克，茯神（茯苓）10克，石菖蒲10克，远志10克，丹参10克，桂枝8克，炙甘草5克，麦石冬10克，川芎10克。

【制法】水煎。

【用法】每日1剂。

【主治】冠心病。

党参酸枣仁汤

【组成】党参、酸枣仁各15~30克，黄芪18~30克，麦冬、桑寄生各12~15克，五味子3~6克，益母草30克。

【制法】水煎。

【用法】每日1剂，1个月为1个疗程，用1~3个疗程。

【主治】主治冠心病。

当归玄参汤

【组成】当归、玄参、金银花、丹参、甘草各30克。

【制法】水煎。

【用法】每日1剂。

【主治】冠心病，胸痞气短，心痛，脉结代，能治疗肝区刺痛及肾绞痛。

党参麦冬三七散

【组成】党参、丹参、朱茯神、郁金、麦冬各15克，桂枝3克，五味子、炙甘草各9克，砂仁（后下）6克，田三七1.5克。

【制法】水煎。

【用法】每日1剂，6~8周后改为隔日1剂。

【主治】冠心病。

黄芪党参红花散

【组成】黄芪30克，党参、丹参各20克，川芎10克，当归、红花各15克。

【制法】水煎。

【用法】每日1剂，分2~3次服。

【主治】主治冠心病。

人参三七散

【组成】人参90克，三七30克，水蛭30克，丹参30克，没药15克，石菖蒲60克，香附60克，血竭15克，鸡血藤15克，茯苓15克，远志15克，琥珀15克。

【制法】上药共研细末。

【用法】每次2克，每日3次，空腹服。病情严重时可适当加大剂量，缩短服药间隔时间。1个月为1个疗程。

【主治】冠心病。

瓜蒌丹参饮

【组成】全瓜蒌、丹参各30克，薤白、檀香、五味子、炒柏子仁、甘松各12克，桂枝、砂仁（后下）各9克，赤芍、川芎、太子参、麦冬各15克，三七粉冲服3克，甘草3克。

【制法】水煎。

【用法】每日1剂，1个月为1个疗程。可随症加减。

【主治】冠心病。

首乌黑豆穿山甲

【组成】何首乌、黑豆各60克，穿山甲肉250克，油、盐适量。

【制法】将穿山甲肉洗净切碎，放入砂锅内炝汁炒透，加入何首乌、黑豆，再加清水约3碗。先用旺火，后用文火熬汤，最后加盐、油调味。

【用法】饮汤吃肉，每日2次。

【主治】可治疗动脉粥样硬化引起的冠心病。

蜂蜜首乌丹参汤

【组成】蜂蜜 25 克，首乌、丹参各 25 克。

【制法】先将 2 味中药水煎去渣取汁，再调入蜂蜜拌匀。

【用法】每日 1 剂。

【主治】益气补气，强心安神。治冠状动脉粥样硬化性心脏病。

香蕉茶

【组成】香蕉 50 克，蜂蜜少许。

【制法】香蕉去皮研碎，加入等量的茶水中，加蜂蜜调匀。

【用法】当茶饮。

【主治】降压，润燥，滑肠。用治冠心病、高血压、动脉硬化及便秘等。

茱萸汤

【组成】吴茱萸（汤浸，焙干，炒）、桂枝（去粗皮）、厚朴（去粗皮，生姜汁炙）、白术、芍药（炒）、陈皮（汤洗，去白，焙）各 25 克，五味子 0.9 克。

【制法】将上药共研细末。

【用法】每服 28.5 克，加水一盏半，红枣 2 枚，生姜 3 片，同煎至八分，去滓，午时空腹温服。

【主治】本方可助阳散寒，行气止痛。主要用于寒凝气滞之冠心病、心绞痛的治疗。

冠心通痹汤

【组成】全瓜蒌、生牡蛎各 30 克，党参、桂枝各 18 克，炙甘草、枳壳、川朴、熟附块、法半夏各 10 克，川贝母、象贝母各 6 克。

【制法】煎服。

【用法】头汁取 400~600 毫升，分 2~3 次服。如煎 2 汁，应与头汁混合后分服。

【主治】胸痹（冠心病属痰气交结，胸阳痹阻多虚少），症见心悸、胸闷、胸疼、头晕、神疲乏力、少气懒言、苔腻、脉弦，或有停搏、血压不高者。

温阳通痹止疼汤

【组成】桂枝、法半夏、薤白、杏仁、茯苓、枳实、橘红、羌活、川芎、郁金、沉香粉各适量。

【制法】上方前 10 味各常规量，煎汤热服，每次宜少不宜多，但可当饮料频服。

【用法】吞服，每次 1 克，1 日 3~4 次。

【主治】冠心病心绞痛。

化瘀愈心汤

【组成】法半夏、竹茹各9克，云苓、丹参各12克，橘红、枳壳、甘草各4.5克，党参15克。

【制法】水煎。

【用法】每日1剂。

【主治】胸痹（冠心病，心阴虚或阴阳两虚者均须随症加减用药）。

益气温通方

【组成】党参20克，丹参、赤芍各18克，川芎、香附各15克，桂枝、荜茇各12克，良姜、陈皮各10克，红花、细辛各3克。

【制法】水煎。

【用法】每日1剂。

【主治】气虚血瘀之胸痹心疼。

贫血

贫血系指单位容积血液所含的血红蛋白或红细胞数低于正常值的病理状态。现代医学分为缺铁性贫血、失血性贫血和再生障碍性贫血等，中医统称为血虚，属于“黄胖病”“虚劳”等范畴，在临床上较为常见。

贫血患者多因脾胃虚弱、饮食失调、体质不强、造血功能低下，或失血过多，或病后体虚，或胃肠道功能紊乱等所致。症状为头昏、眼花、耳鸣、面色苍白或萎黄、气短、心悸、身体消瘦、夜寐不安、疲乏无力、指甲变平变凹易脆裂、注意力不集中、食欲不佳、月经失调等。血液检查显示红细胞总数、血红蛋白量均减少。

中医认为，治疗贫血既要增加营养及补血，又要重视补气，因为气能生血。严重的必须从补肾着手，因为肾中精华能化生成血。

三七散

【组成】三七90克。

【制法】锅内置鸡油适量，后放入三七炸至老黄色，存性研末即成。

【用法】每次服3克，日服2次，冲服。

【主治】再生障碍性贫血。

生血片

【组成】紫河车粉210克，阿胶90克，海螵蛸、肉桂各45克，绿矾500克。

【制法】上药共研为细末，加入适量淀粉，和匀，压成片，备用。

【用法】每次服2或3片，日服2次，温开水送下。

【主治】再生障碍性贫血。

紫鹿散

【组成】紫河车粉2克，鹿茸粉1克，三七粉、鸡内金粉各0.5克。

【制法】上药和匀备用。

【用法】每次服4克，日服2次，用温开水送服。1个月为1个疗程。

【主治】再生障碍性贫血。

复方羊肝粉

【组成】羊肝1具，黑芝麻1000克。

【制法】以青灰色山羊肝为佳。取其蒸熟，以竹片切片，于瓦片上焙干，去筋杂。置芝麻炒至微黄。2味共研细末，和匀，储瓶备用。勿泄气。

【用法】每日早、晚各服10克，温开水送下。

【主治】再生障碍性贫血。

仙鹤草汤

【组成】仙鹤草30克（鲜品加倍），冰糖15克。

【制法】水煎。

【用法】每日1剂，水煎2次，每次服药汁150毫升。混合后分早、晚两次饭后服。

【主治】再生障碍性贫血。

三黑散

【组成】绿矾（黑矾）、炒黑豆、炒黑芝麻、大枣肉、馒头各120克。

【制法】将馒头上方开口去心，包入黑矾，火烤使其熔化为度，另将炒黑豆、黑芝麻研粉放入，用大枣肉拌匀诸药，压成饼状，晒干研细末，均分80包。

【用法】每次服1包，日服2次。忌茶水。

【主治】缺铁性贫血。

土大黄汤

【组成】紫河车、鸡内金各10克，土大黄30克，丹参20克。

【制法】水煎。

【用法】每日1剂，水煎3次，取3次药液混合，分3次口服。1个月为1个疗程。

【主治】营养不良性贫血。

三味龙眼方

【组成】龙眼肉5枚，莲子、芡实各20克。

【制法】将上药共洗净，放入铁锅内，加水煮烂即可。

【用法】睡前1次服下。每晚1剂。

【主治】缺铁性贫血之心悸、失眠。

鸡地汤

【组成】鸡血藤、生地黄各30克。

【制法】水煎。

【用法】每日1剂，日服2次。或共研为粗末，放入杯内，冲入沸水，加盖焖30分钟即可，代茶饮用。

【主治】缺铁性贫血之眩晕、语声低微、心悸气短、四肢乏力、面色萎黄等。

荔枝汤

【组成】荔枝干、大枣各7枚。

【制法】水煎。

【用法】每日1剂，日服2次。

【主治】失血性贫血。

贫血散

【组成】①白及30克，百合18克，仙鹤草6克，三七3克。②熟地黄、白芍、麦冬、牡丹皮、芦荟、大黄、金银花各等份。

【制法】上两方，分别共研细末，储瓶备用。

【用法】每次服3克，两方交替使用，日服2次，开水冲服。连服1个月。

【主治】再生障碍性贫血。

当归首乌散

【组成】全当归、制首乌、黄芪各20~30克，党参、五味子、乌梅、陈皮、茯苓、丹参各15~20克，熟地、枸杞子各10~15克，甘草10克。

【制法】水煎。

【用法】每日1剂，分2~3次口服。1个月为1个疗程。

【主治】主治缺铁性贫血。

党参淫羊藿汤

【组成】党参、淫羊藿、黄芪、丹参各30~35克，南沙参、仙鹤草、焦三仙各15~20克，甘草5~10克。

【制法】将上药水煎3次后合并药液。

【用法】分2~3次口服，每日1剂。20天为1个疗程。

【主治】主治营养性贫血。

红枣花生汤

【组成】干红枣、红砂糖各50克，花生米100克。

【制法】将红枣洗净，用温水泡

发，花生米略煮一下，放冷，把皮剥下，把泡发的红枣、花生米皮同放在煮花生的水中，加冷水适量，用小火煮半小时左右，捞出花生米皮，加红砂糖，待糖溶化后，收汁即可。

【用法】饮汤食枣及花生。

【主治】用于治疗失血性、缺铁性贫血及营养不良性贫血。

大枣黑豆散

【组成】大枣 500 克（去核），黑豆 250 克，黑矾（硫酸亚铁）60 克。

【制法】大枣煮熟，黑豆碾面，加入黑矾，共捣烂如泥为丸。

【用法】每次服 3 克，1 日 2~3 次。

【主治】有利于血红蛋白合成。用于缺铁性、失血性贫血的治疗。

菠菜猪肝汤

【组成】菠菜 150~200 克，猪肝 150 克，调料适量。

【制法】按常法煮汤服食。

【用法】每日 1 剂。

【主治】补血，用治贫血。

温补脾肾方

【组成】党参 9 克，黄芪 9 克，焦白术 9 克，甘草 4.5 克，当归 9 克，白芍 12 克，肉苁蓉 9 克，枸杞子 9 克，生熟地 9 克，肉桂 3 克，牛角腮 15 克，地锦草 12 克，红枣 5 个。

【制法】水煎。

【用法】每日 1 剂，早晚各服 1 次。

【主治】再生障碍性贫血，属脾肾两虚、阳虚偏重者。症见面色萎黄，眼结膜苍白；舌质淡白，脉弦滑小数。

阴阳双补汤

【组成】菟丝子 20 克，枸杞子 20 克，制首乌 20 克，熟地 20 克，桑葚子 20 克，麦冬 20 克，肉桂 6 克，附子 10 克。

【制法】水煎。

【用法】每日 1 剂，早晚各服 1 次。

【主治】慢性再生障碍性贫血，属阴阳两虚者。症见周身疲乏，头晕心悸；舌质淡红，苔白腻，脉浮濡数。

滋阴扶阳汤

【组成】生黄芪30克，焦白术12克，炙甘草9克，茯神12克，当归12克，生、熟地各15克，龙眼肉12克，阿胶12克（烊化），木香9克，女贞子12克，旱莲草15克，人参粉6克，鹿茸粉1.5克（二味研匀冲服）。

【制法】水煎。

【用法】每日 1 剂，早晚各服 1 次。

【主治】再生障碍性贫血，属阴阳气血俱虚者。症见面色萎黄，乏力，头晕，耳鸣，舌质淡红，苔薄白，脉细数。

益气摄血汤

【组成】生晒人参9克，炙黄芪12克，淫羊藿9克，仙茅9克，生蒲黄15克（包煎），生地榆30克，陈阿胶9克（烊冲），大生地15克，参三七粉1.5克（分2次吞服）。

【制法】水煎。

【用法】每日1剂，早晚各服1次。

【主治】再生障碍性贫血属脾肾阳虚者。症见畏寒蜷缩，神情淡漠，面色光白憔悴，面目虚浮，各部皮肤可见紫癜多处。

生血增白汤

【组成】人参10~20克(另煎兑服)，白术15克，当归10克，首乌20克，淫羊藿20克，菟丝子20克，肉桂3~6克，枸杞子20克，女贞子20克，赤芍30克。

【制法】水煎。

【用法】每日1剂，早晚各服1次。

【主治】虚劳、血劳、慢性再生障碍性贫血、白细胞减少诸病，属脾肾不足，精血亏虚者。症见面色光白，身倦懒言，动则气短，食少便溏，腰脊酸冷，两足萎弱。

益气养血扶阳汤

【组成】党参20克，白术15克，茯苓20克，生黄芪20克，蒸首乌20克，当归5克，杭芍15克，熟地20克，女贞子15克，淫羊藿10克，山萸肉20克，枸杞子15克，鹿角胶15克，阿胶12克，制附子9克，鸡血藤20克，甘草10克，三七6克。

【制法】水煎。

【用法】每剂分3次服，早晚各服1次。

【主治】慢性再生障碍性贫血，原发性血小板减少性紫斑，属阴阳两虚、气血不足者。症见面色光白，头晕头痛，目糊耳鸣，心跳气短，神疲乏力，腿膝酸痛，寐难多梦，精神差，四肢及躯干皮肤可见紫斑及出血点，午后低热等，舌质淡，苔白腻，脉弦细数无力。

解毒补托汤

【组成】白花蛇舌草30克，连翘25克，虎杖25克，黄芪30克，党参25克，当归25克，女贞子30克，旱莲草25克，柴胡15克，葛根15克，陈皮15克。

【制法】水煎。

【用法】每日1剂，早晚各服1次。

【主治】再生障性贫血属血邪毒内陷证。症见面色苍白，少气乏力，时有发热，皮下出血，或有齿衄、鼻衄，月经量多，烦渴尿赤，舌淡苔黄，脉虚大而数。

归芪四胶汤

【组成】黄芪60克，当归10克，太子参30克，白术10克，茯苓12克，鸡血藤胶15克，炙甘草10克，紫河车15克，补骨脂12克，菟丝子15克，龟胶15克（烊化），鹿胶15克（烊化），阿胶15克（烊化），枳壳10克，砂仁25克。

【制法】水煎。

【用法】每日1剂，早晚各服1次。

【主治】再生障碍性贫血恢复期，属脾肾两虚，气虚血亏者。症见体倦食少，面色萎黄，头晕目眩，心慌气短，腰膝酸软，舌质淡苔薄白，脉细弱等。

甲状腺功能亢进症

甲状腺功能亢进症简称甲亢，属中医“气瘿”范畴，是一种甲状腺激素分泌过多所致的常见内分泌疾病。临床主要表现为多食、消瘦、畏热、多汗、心悸、激动等高代谢综合征，神经和血管兴奋增强以及不同程度的甲状腺肿大与眼突、手颤、颈部血管杂音等为特征；严重者可出现甲状腺危象、昏迷，甚至危及生命。最常见为弥漫性甲状腺肿伴甲亢，约占甲亢的90%，无论男女皆可发生，尤以女性为多。

其病多因肝郁脾虚、肝郁化火、脾虚聚湿生痰、痰气交结、蕴结于颈项，则甲状腺（颈项）肿大，或凝结于眼部，则目突。肝火盛则耗气伤阴，或下灼肾阴，或横逆克犯脾胃，故兼见种种见症。中医学认为，由于七情不遂，肝气郁结，气郁化火，炼液为痰，痰气交阻于颈前，则发于瘿肿；痰气凝聚于目，则眼球突出。

桑葚汤

【组成】鲜桑葚100克，龙眼肉50克。

【制法】将上药洗净，共捣烂，加入冷开水调匀，绞汁即可。

【用法】每日1剂，分2次口服。

【主治】甲状腺功能亢进症之失眠、心悸、性情急躁等。

二海汤

【组成】海藻、海带各 15 克，牡蛎肉 60 克。

【制法】按常规法煮汤，汤成后加入调料适量。

【用法】每日 1 剂，1 次食用。

【主治】青春期甲亢或缺碘性甲亢。

青柿蜜方

【组成】青柿子（未成熟者）1000 克，蜂蜜适量。

【制法】将柿子洗净、去柄、切碎、捣烂，以纱布挤压绞汁。再将柿汁放在锅中煮沸，改用文火煎熬成浓稠状，加入蜂蜜等量，搅匀，再煎如膏状，停火待冷，装瓶备用。

【用法】每次服 1 汤匙，以沸水冲溶饮用，日服 2 次。

【主治】地方性甲状腺肿和甲状腺功能亢进症。

太子参夏枯草煎

【组成】太子参、夏枯草、生黄芪各15克，生地、麦冬各12克，白芍10克，炒枣仁、五味子各20克，煅牡蛎30克，甘草6克。

【制法】水煎。

【用法】每日 1 剂。

【主治】甲状腺功能亢进症。

二菜汤

【组成】黄花菜、马齿苋各 50 克。

【制法】水煎。

【用法】每日 1 剂，日服 2 次。

【主治】甲状腺功能亢进症。

柴胡黄连汤

【组成】柴胡、黄连、芍药、生地黄、连翘、栀子、夏枯草、酸枣仁各 10 克，生龙骨、生牡蛎各 30 克，黄芪 15 克。

【制法】水煎。

【用法】每日 1 剂

【主治】甲状腺功能亢进症。

滋阴活血汤

【组成】生地、女贞子、香附各 12 克，丹参 30 克，白芍 18 克，丹皮、山萸肉、龟板、五味子、郁金、䗪虫各 10 克，王不留行 20 克。

【制法】水煎。

【用法】每日1剂，20日为1个疗程。

【主治】滋阴养肝，活血化瘀。主治甲状腺功能亢进症。

甲亢消

【组成】太子参、麦冬、五味子、黄芪、生牡蛎、酸枣仁、白术、淮山药、茯苓、猫爪草、黄药子、浙贝母、玄参、丹参各适量。

【制法】上药另加甲巯咪唑制成片剂，每片含生药1克，甲巯咪唑0.5毫克，口服每次10片，每日3次。症状控制后逐渐减至维持量，每次5片，每日1~2次。必要时随证加服甲亢消肿之中药，水煎。

【用法】每日1剂。

【主治】养阴清热，补脾益气，化痰祛瘀。主治甲状腺功能亢进症。

疏消汤

【组成】生牡蛎30克，麦冬、夏枯草各25克，香附20克，柴胡、白芍、青皮、贝母、半夏、陈皮、鳖甲、焦白术、砂仁各15克。

【制法】水煎。

【用法】每日1剂，早晚温服。并嘱患者避免劳累过度、情志刺激，少进食发物。15剂为1个疗程。

【主治】疏肝健脾，消痰散结。主治甲状腺功能亢进症。

天门冬粥

【组成】天门冬15~20克，粳米100克，冰糖适量。

【制法】将天门冬水煎取汁，兑入粳米粥内，再煮1~2沸，加入冰糖令溶即成。

【用法】每日1剂，分2次服。

【主治】养阴补肾，清热润燥。用治心肾阴虚型甲状腺功能亢进症，证见颈前肿大，目突手颤，口干目涩，心悸心慌，消谷善饥，女子月经不调或闭经，男子阳痿，性欲下降，腰酸无力等。

地黄枸杞丸

【组成】生地黄、枸杞子、玄参、茺蔚子、白芍、海藻、昆布、夏枯草、蒺藜、三棱各等份。

【制法】将上药共研为细末，炼蜜为丸，每丸重10克。

【用法】每日服2~3丸。

【主治】用治甲亢。

肥胖症

肥胖症是一组常见的、古老的代谢综合征，当人体进食热量多于消耗热量时，多余热量以脂肪形式储存于体内，其量超过正常生理需要量，导致体重超标、体态臃肿；当实际测量体重超过标准体重20%且脂肪百分比超过30%者称肥胖症，包括单纯性肥胖、体质性肥胖、过食性肥胖（获得性肥胖）、继发性肥胖、药物性肥胖等，其中以单纯性肥胖最为多见，单纯性肥胖常常是家族性的，可能与遗传因素有关。患肥胖症者一般出汗多、善饥多食、腹胀、便秘、心慌、气短、嗜睡、不爱活动、不能平卧，还伴有下肢轻度水肿，女性患者则多伴有月经失调、闭经、不育等病状。此外，肥胖症还会增加患恶性肿瘤的概率。

中医学对肥胖症的认识很早，历代医籍对其病因、病机、治疗方法均有所论述。肥胖的形成多由过食肥甘厚味之品，加之久坐、久卧而使脾气受损，百脂痰湿内聚，从而使人肥胖。所以，后世又有“肥人多痰而经阻气不运也”“谷气胜元气，其人脂而不寿，元气胜谷气，其人瘦而寿”“大抵素禀之盛，从无所苦，唯是湿痰颇多”，以及“肥人多痰多湿，多气虚”之说。

黄芪党参

【组成】黄芪 30 克，党参、苍术、丹参、山楂、大黄、荷叶、海藻各 15 克，白术、柴胡、陈皮、姜黄、泽泻、决明子各 10 克。

【制法】上药水煎。

【用法】每日 1 剂，每剂分 3 次服，早中晚饭前半小时各服 1 次。1 个月为 1 个疗程。

【主治】主治肥胖症。

枸杞子茶

【组成】枸杞子 15 克。

【制法】沸水冲泡。

【用法】每日 2 次，每次 15 克，代茶冲服。

【主治】主治肥胖症。

白芍泽泻汤

【组成】白芍20克，泽泻、汉防己、乌梅、荷叶、茯苓、黄柏各10克，柴胡8克。

【制法】将上药水煎 3 次后合并药液。

【用法】分早晚2次口服。待体重接近正常标准时，可按上述组成配成蜜丸，每丸重9克，每日2丸，分2次口服。

【主治】单纯性肥胖症。

苍术山楂饮

【组成】炒苍术、山楂、何首乌、淮山药、泽泻各 100 克，制半夏、陈皮、制香附、白茯苓、车前子（包煎）、生地黄、桔梗、炒枳实、川牛膝、丹皮、白芥子、红花、生蒲黄（包煎）各60克，大黄30克，姜汁30毫升，竹沥60毫升。

【制法】诸药共粉碎细面，兑入竹沥、姜汁，水泛为丸如小绿豆大。

【用法】每次服5克，1日3次，饭后开水送服。3个月为1个疗程。

【主治】主治单纯性肥胖症。

地黄黑豆汤

【组成】生地黄、生黄芪、黑小豆各30克，防己、白术、茯苓、漏芦、决明子、荷叶各10克，红参8克，蜈蚣2条，生甘草5克。

【制法】将上药水煎成150毫升。

【用法】每次50毫升，分3次口服。半个月为1个疗程。1个疗程结束，可续服2~3个疗程，直至体重恢复正常止。

【主治】肥胖症。

健脾瘦身汤

【组成】黄芪、生山楂各30克，党参、白术、茯苓、当归、山药、泽泻各15克，扁豆、木香各10克。

【制法】水煎。

【用法】每日1剂，分早晚2次服。

【主治】肥胖症。

柏仁半夏饮

【组成】柏子仁、炒苍术、茯苓、生黄芪各20克，法半夏、薏苡仁、车前草、大腹皮、泽泻各10克，炙香附、炒白术、麦芽、神曲各15克，夏枯草12克，冬瓜皮、陈皮、甘草各8克。

【制法】每日1剂，水煎。

【用法】分2~3次口服。半个月为1个疗程。

【主治】肥胖症。

减肥煎剂

【组成】苍术、厚朴各10克，大黄3克，丹参、山楂、茯苓、玉米须各30克，陈皮、益母草各15克，淮山药5克，薏苡仁25克。

【制法】水煎。

【用法】每日1剂，分2次服。

【主治】儿童单纯性肥胖。

降脂减肥健美饮

【组成】党参、熟地黄各15克，茯苓、白术、车前子（包煎）、泽泻、丹参、山药、何首乌、山楂、猪苓、大黄、炒枳壳各10克。

【制法】水煎。

【用法】每日1剂，分早空腹、晚睡前2次服。

【主治】高脂肥胖症。

山楂银菊茶

【组成】山楂、银花、菊花各10克。

【制法】将山楂切碎，与银花、菊花共置杯内，用沸水冲泡，代茶饮用。

【用法】每日1剂。

【主治】肥胖症，高脂血症等。

四味荷叶茶

【组成】荷叶100张，生薏苡仁、山楂肉各1000克，橘皮500克。

【制法】夏季采取新鲜荷叶，洗净后切成细条阴干，与另3味混匀，分装成100包，备用。每取1包，放入保温杯中，冲入沸水，加盖焖30分钟，代茶饮用。

【用法】每日1包，连服100日。

【主治】肥胖症、冠心病、高脂血症等。

黄豆浸醋方

【组成】黄豆500克，陈醋1000毫升。

【制法】将黄豆洗净，用文火炒熟，候冷，浸入陈醋中，密封储存，10日后即成。

【用法】每次食醋浸黄豆5~6粒，每日2次，长食有效。

【主治】肥胖症之水肿、尿少、肢体困重等。

黄芪人参煎

【组成】黄芪、人参、石菖蒲各10克，淫羊藿、仙茅、巴戟天、肉苁蓉、胆南星各6克。

【制法】水煎。

【用法】每日1剂。

【主治】治疗肾阳亏虚型单纯性肥胖症。

大黄大枣煎

【组成】大黄、大枣各10克，姜黄、枸杞、黄芪各30克，柴胡12克，生姜6克。

【制法】水煎。

【用法】每日1剂，分3次饭前服用。

【主治】治疗肥胖伴高脂血症。

荷叶薏米煎

【组成】荷叶、薏米、决明子各30克，山楂、泽泻、苍术、枳实、知母各10克。

【制法】水煎。

【用法】每日1剂，分3次服。

【主治】治疗儿童单纯性肥胖症。

头痛

头痛是临床上最常见的症状之一，几乎每个人一生中都有不同程度的头痛体验。头痛病因繁多、机制复杂，涉及神经科、精神科、五官科等多种学科。病情轻重不一，表现各异。有的仅是普通疾病的一般表现，如感冒引起的头痛，而有的则是严重疾病的表现，如脑出血、脑肿瘤等致命疾病的警告性症状，因此对头痛不可忽视，但要做到正确的临床诊治并不简单。

偏头痛方

【组成】炙全蝎15克，明天麻20克，紫河车10克，广地龙15克。

【制法】上药共研极细末，和匀备用。

【用法】发作时，每次服4克，1日2~3次；疼痛缓解后，每日或隔日服4克，以巩固疗效。

【主治】适用于血管神经性头痛（偏头痛），属肝血不足、风阳上扰者。

芎芍星龙饮

【组成】川芎、炙地龙、桃仁各9克，赤芍、白芍、钩藤、丹参各15克，生南星12克，红花6克，生铁落60克（先煎），蜈蚣2克（研面冲服）。

【制法】水煎。

【用法】每日1剂，早晚各服1次，每次送服蜈蚣粉1克（微火烘脆，研细粉）。

【主治】血管神经性头痛，属风阳上扰，夹痰瘀闭阻脉络者。症见头痛，痛有定处，以刺痛、跳痛为多，痛甚时可伴泛恶呕吐。

治偏头痛方

【组成】珍珠母30克（先煎），龙胆草2~3克，滁菊花9~12克，防风3~5克，当归6~9克，生地12~18克，川芎5克，全蝎2~4克，地鳖虫5~9克，白芍、地龙、牛膝各9克。

【制法】水煎。

【用法】每日1剂，早晚各服1次。

【主治】偏头痛（血管神经性头痛等），属肝火亢盛，上扰清窍者。症见偏头痛，痛有定处，其痛暴作，痛势剧烈，或胀痛，或跳痛，或刺痛，多由情志过激而诱发，可伴有面红目赤，口苦咽干，烦躁易怒等。

头风饮

【组成】羌活、白芷、蔓荆子、川芎各10克，细辛6~15克，丹参15克。

【制法】水煎。

【用法】每日早晚分服。

【主治】头痛。

滋养肝肾熄风汤

【组成】炙全蝎、钩藤、紫河车、广地龙、甘杞子、川芎各18克。

【制法】研末。

【用法】共研极细末，分作20包，每次1包，1日2次，开水送服。痛完后间日服1包，以巩固之。

【主治】偏头痛，血管神经性头痛，属肝肾阴虚者。症见不发时一切正常，发时则一侧头痛，同侧颞动脉搏动加强，泛呕清涎，烦躁畏光，面部潮红，喜安静；苔薄舌微红，脉细。

清肝偏头痛方

【组成】珍珠母30克（先煎），龙胆草2~3克，滁菊花9~12克，防风3~5克，当归6~9克，生地12~18克，川芎5克，全蝎2~4只，虻虫5~9克，白芍、地龙、牛膝各9克。

【制法】水煎。

【用法】每日1剂，早晚各服1次。

【主治】血管神经性头痛。

解痉止痛汤

【组成】天麻、川芎、白芷、石决明各15克，白僵蚕、胆星、红花、葛根、甘草各10克，细辛、炙全蝎、吴茱萸各5克。

【制法】水煎。

【用法】每日1剂，早晚各服1次。

【主治】血管神经性头痛，脑血管痉挛等引起的头痛，属风痰瘀阻者。症见一侧或双侧剧烈疼痛，呈跳痛、胀痛或刺痛，劳累、情绪刺激可诱发或使之加重，伴有恶心，呕吐，失眠烦躁等症状，阵发性反复发作，舌质红，脉弦。

头痛饮

【组成】川芎30~40克，当归10克，蜈蚣1条（研末冲）。

【制法】前2味水煎2次兑匀，蜈蚣研细末，分2次用煎药冲服。

【用法】每天1剂。连服12日为1个疗程。

【主治】头痛。

中药蒸熏

【组成】川芎、白芷各15克，晚蚕砂30克，僵蚕20~30只（20岁以上者，每岁再加1只）。

【制法】上药共入砂锅内，加水5碗，煎至3碗，用牛皮纸（或厚纸）将砂锅口糊封，并视疼痛部位大小，在盖纸中心开一孔，令患者痛处对准纸孔；满头痛者，头部对准砂锅口（两目紧闭或用毛巾包之），上面覆盖一块毛巾罩住头部，以热药气熏蒸。

【用法】每天1剂，每剂2次，每次蒸10~15分钟。一般蒸熏2~3条，最多10次。复发可再用，至愈为度。

【主治】凡头痛，不论内伤外感，病情久暂，均可用。肿瘤、外伤等器质性病变引起的头痛忌用。

川芎茶调散

【组成】川芎、羌活各10克，荆芥、防风、白芷各12克，细辛5克，蔓荆子15克，甘草6克。

【制法】水煎。

【用法】每日1剂。

【主治】风寒型头痛，症见头痛，连及项背，恶风畏寒，遇风尤剧，常喜裹头。

苍耳川芎茶

【组成】苍耳子、川芎各10克。

【制法】沸水冲泡代茶饮。

【用法】每日3次。

【主治】用于风寒头痛。

荆芥粥

【组成】荆芥10克，薄荷5克，淡豆豉15克，粳米50克。

【制法】将前3味水煎取汁备用（荆芥、薄荷含挥发油，不宜久煎）；另将粳米煮为稀粥，待熟时调入药汁，同煮为稀粥服食。

【用法】每日2次，连续3天。

【主治】适用于伤风感冒引起的发热恶寒、头痛、咽痛、心烦、失眠等。

防风粥

【组成】防风15克，葱白2茎，生姜3片，粳米50克。

【制法】如上法煮熟后趁热服食，盖被静卧，以少汗出为佳。

【用法】每日2次，连续3天。

【主治】适用于风寒感冒引起的畏寒发热、头痛身痛、骨节酸痛、鼻塞声重、肠鸣泄泻等。

神仙粥

【组成】生姜3片，连须葱白5茎，糯米50克，食醋15毫升。

【制法】先将糯米淘净与生姜末同煮1~2沸后，再放进葱白，待粥将熟时，调入米醋，稍煮即可。

【用法】趁热服食，服后盖被静卧，避免风寒，以微汗出为佳。

【主治】适用于风寒感冒引起的头痛发热、怕冷、浑身酸痛、鼻塞流涕，以及胃寒呕吐等。

五神汤

【组成】荆芥、紫苏叶、茶叶各6克，生姜2克，冰糖25克。

【制法】生姜洗净切成薄片，同荆芥、紫苏叶、茶叶一起放入干净的锅内，加入清水约500毫升，至火上烧沸约5分钟，滗出汁，再加清水煎1次，2次取汁约500毫升，用双层纱布过滤取得清亮药液装在盅内。锅中倒入清水约50毫升，烧沸后下入冰糖溶化，趁热过滤，再把糖汁兑入药液内。

【用法】温热3次服完。

【主治】用于外感风寒，恶寒发热，头痛，鼻塞，呕吐，咳嗽等症，有较好验证。

川芎三白汤

【组成】川芎、白芷、白蒺藜、钩藤各15克，白芍30克，蝉蜕12克，菊花、地龙、黄芩、栀子各10克，甘草5克。

【制法】水煎2次。

【用法】分2次服，每日1剂。

【主治】止痛。用于风热型头痛，以及血管性头痛，症见一侧刺痛，发作时可伴恶心、呕吐。

疏风清热汤

【组成】蔓荆子3克，薄荷叶（后下）、炒川芎各2.4克，嫩钩藤（后下）、冬桑叶、甘菊花各9克，熟石膏12克，酒炒黄芩4.5克，苦丁茶、藁本各3克，荷叶边1圈。

【制法】水煎。

【用法】分2次服，每日1剂。

【主治】偏头痛，症见偏左头痛甚剧，目珠胀，舌干舌燥，脉象浮弦。

熏洗方

【组成】冬桑叶、薄荷各30克，黄菊花15克，黑山栀子10克，独活、天麻各6克。

【制法】上药煎水，待温。

【用法】取药液洗头，反复擦洗。每早、晚各1次。

【主治】风热头痛，伴有发热、面红目赤、口渴欲饮、大便干结等。

三花感冒茶

【组成】茶叶10克，玫瑰茶3克，薄荷、菊花各5克。

【制法】用沸开水200毫升冲泡，5分钟后温服。

【用法】1天可冲泡1~3次。

【主治】用于调治风热头痛、咳嗽口干。

蔓荆子粥

【组成】蔓荆子20克，葛根30克，粳米50~100克。

【制法】粳米洗净，与葛根同煮粥，蔓荆子研细末，等粥将熟，放于粥内再煮1~2分钟，可加入白糖适量。

【用法】温服。

【主治】用于调治风热感冒，发热头痛。

清热解毒茶

【组成】菊花、桑叶各5克，白芷3克。

【制法】开水泡开。

【用法】代茶饮。

【主治】用于调治风热感冒，头痛烦渴。

苍耳子粥

【组成】苍耳子10克，粳米100克。

【制法】苍耳子捣烂，水适量绞取汁，加入粳米煮粥。

【用法】空腹食。

【主治】用于风湿头痛，头痛如裹布，肢体乏力，食少胸闷，恶心欲吐者。

藿香荷叶粥

【组成】藿香15克，荷叶30~50克，白芷5克，粳米100克，冰糖适量。

【制法】荷叶洗净，与藿香、白芷共煎取汁，粳米同煮为粥。

【用法】调入冰糖，温服，每日2次。

【主治】治风湿头痛。

天麻钩藤饮

【组成】石决明、首乌藤各30克，夏枯草、黄芩各12克，天麻10克，钩藤18克，桑寄生20克，菊花、杜仲、牛膝各15克。

【制法】水煎。

【用法】早晚分服。

【主治】适用于肝阳上亢所致之头痛，症见头痛目眩，心烦易怒，睡眠不宁，面红目赤，口苦，舌质红，苔白薄黄，脉弦有力。

抗痛灵汤

【组成】川芎 20 克，白芍 25 克，白芷 15 克，全蝎末 2 克（冲服），钩藤 30 克，石决明 50 克（先煎），香附 6 克。

【制法】水煎 2 次。

【用法】分 2 次服，每日 1 剂。

【主治】头胀痛、剧痛。

钩藤汤

【组成】钩藤 20 克，少量冰片。

【制法】用布包好，每日晨起和睡前放入盆中（或桶内），加温水浴足。

【用法】每次 30~45 分钟，可不断加水，以保持水温，每日 1 包，10 日为 1 个疗程。

【主治】适用于肝阳上亢之头痛。

细沙荆酒

【组成】细辛 3 克，沙参、川芎各 30 克，蔓荆子 10 克。

【制法】上药和水 1000 毫升，煎至 700 毫升，再加酒 300 毫升调匀备用。

【用法】每日服细沙荆酒 30 毫升，每日 3 次，7 日为 1 个疗程。

【主治】适用于肾虚型头痛，症见头痛且空。

头痛神效丹

【组成】川芎 15~20 克，白芍 10~20 克，当归、生地黄、桃仁、红花、防风、羌活、白芷各 10 克，独活 6 克，鸡血藤 30 克。

【制法】水煎。

【用法】每日 1 剂，每日服 2~3 次。

【主治】头部刺痛或跳痛或胀痛，或有头部外伤史，或遇心情不快，或月经前，或遇风寒则头痛发作或加剧，舌质淡暗或有瘀斑，但不必悉具。可用于血管性头痛、外伤后头痛、三叉神经痛、面神经麻痹、脑血栓形成、高血压病、颈椎病、腰椎间盘纤维环破裂、强直性脊柱炎、痛经、经前期紧张综合征等病症。

头痛停糖浆

【组成】丹参、鸡血藤各 15 克，当归、白芍、熟地黄、刺蒺藜、菊花、秦艽各 10 克，川芎 12 克，夏枯草 9 克，珍珠母 20 克（先煎），细辛 2 克（后下）。

【制法】加水 1000 毫升煎煮，后加入白糖溶化浓缩至 500 毫升。

【用法】每日 1 剂。12~15 日为 1 个疗程。

【主治】本方以头痛反复发作为用方要点。

第二章

外科

中华传统养生智慧

落枕

落枕是指颈部软组织扭伤所致颈项强痛、活动受限的一种急性疾病，又称“失枕”“颈部伤筋”“颈肌劳损”。该病无论男女老幼皆可发生，是临床常见病。多因体质虚弱、劳累过度、睡眠时头颈位置不当；或枕头高低不适或太硬，使颈部肌肉长时间过度伸展或紧张状态而引起颈部肌肉静力性损伤或痉挛；或因起居不当，严冬过寒，夏日受凉，风寒湿侵袭；或颈部突然扭转；或肩扛重物致使颈部扭伤所致。临床表现为颈项部疼痛、强直、酸胀、转动失灵，强转则痛。轻者可自行痊愈，重者可延至数周。

解表发汗散

【组成】葛根、赤芍各 12 克，桂枝 10 克，麻黄 5 克，甘草 3 克，生姜 3 片，大枣 3 枚。

【制法】水煎。

【用法】每日 1 剂，日服 2 次。温服后盖被入睡，取微汗。服数次即愈。

【主治】落枕。

食醋方

【组成】食醋 100 毫升。

【制法】将食醋加热至温热而不烫手时，用一块干净大纱布浸透醋液。

【用法】在颈项背处热敷，醋凉后用 2 块纱布交替进行，使患处保持温热感，同时轻缓地活动颈部，每次治疗 20 分钟。每日 2 或 3 次，一般 2 天左右即愈。

【主治】落枕。

葛参胡汤

【组成】葛根、丹参、延胡索各 15 克。

【制法】水煎。

【用法】每日 1 剂，日服 2 次。

【主治】落枕。

防风葛根汤

【组成】防风6克，川芎6克，当归10克，葛根12克，乳香9克，没药9克，桃仁10克，甘草6克。

【制法】水煎。

【用法】每日1剂，分2次服。

【主治】适用于落枕初期疼痛剧烈。

疏肝止痛汤

【组成】柴胡、枳实、白芍、制香附、郁金、延胡索各10克，甘草6克，乳香5克。

【制法】水煎。

【用法】每日1剂，日服2次。

【主治】落枕。

参芪葛根汤

【组成】党参、黄芪各15克，葛根、蔓荆子各9克，白芍、黄柏各6克，升麻4.5克，炙甘草3克。

【制法】水煎。

【用法】一般1剂可获痊愈。

【主治】适用于落枕初期疼痛剧烈。

葛根粳米粥

【组成】葛根30克，粳米60克，清水适量。

【制法】将葛根置于砂锅中，加入适量清水煎煮取汁；将粳米淘洗干净后，放入药汁中熬煮成粥即可。

【用法】每日1剂，早、晚空腹各食1次。

【主治】本品行气消肿止痛。

月季花饮

【组成】月季花5克，红糖15克。

【制法】将月季花洗净，置锅中，加清水200毫升，急火煮沸5分钟，滤渣取汁，加红糖。

【用法】分次饮服。

【主治】本品行气消肿止痛。

葛根木瓜汤

【组成】葛根10克，木瓜6克，当归6克，赤芍6克，桃仁6克，桂枝5克，甘草5克，羌活5克。

【制法】水煎。

【用法】早晚服。一般1~2剂即愈。

【主治】适用于落枕初期疼痛剧烈。

桃仁冬瓜粥

【组成】桃仁10克，冬瓜20克，粳米100克。

【制法】桃仁捣烂如泥，用水研汁去渣，与冬瓜、粳米一同置锅中，加清水200毫升，急火煮开3分钟，改文火煮30分钟，成粥。

【用法】趁热食用。

【主治】本品行气消肿止痛。

颈椎病

颈椎病又称颈椎综合征，是指由于颈椎退行性病变，形成骨质增生，压迫或刺激神经根而引起的颈肩、上肢、头部等部位产生疼痛及麻木症状的一种常见病。本病多见于长期从事低头伏案工作的会计、誊写、缝纫、刺绣等职业者或长期使用电脑工作者；或颈部受过外伤者；或由于年高肝肾不足，筋骨懈惰，引起椎间盘萎缩变性，弹力减小，向四周膨出，椎间隙变窄，继而出现椎体前后缘的骨质增生、钩椎关节的增生、小关节关系改变、椎体半脱位、椎间孔变窄、黄韧带肥厚、变性、钙化、项韧带钙化等一系列改变。椎体增生的骨赘可引起周围膨出的椎间盘、后纵韧带、关节囊的反应充血、肿胀、纤维化、钙化等，共同形成混合性突出物。当此类劳损性改变影响到颈部神经根、颈部脊髓、颈部主要血管时即可发生一系列相关的症状和体征。常见的有神经根型、脊髓型、椎动脉型和交感神经型，其中最为多见的是神经根型以及同神经根型相关的混合型。

本病中医学中散见于“颈肩痛”“颈背痛”“痹证”“痿证”“项强”“眩晕”等。临床治疗分为早、中、晚3期辨证。

威灵苁蓉丸

【组成】威灵仙15克，肉苁蓉15克，熟地15克，青风藤15克，丹参15克。

【制法】煎2遍和匀。

【用法】每日1剂，日2次分服。或研末炼蜜为丸，每粒10克，每服1粒，日2次。

【主治】颈椎、腰椎及足跟骨质增生，老年骨关节炎疼痛等。

筋骨止痛酒

【组成】生草乌10克，细辛10克，洋金花6克，冰片16克。

【制法】先将前3味药研末，用50%酒精300毫升浸入，冰片另用50%酒精200毫升浸入，每日搅拌1次，约1周后全部溶化，滤去渣，将二药液和匀，用有色玻璃瓶储藏。

【用法】每次用棉球蘸药液少许涂

痛处或放痛处片刻，痛止取下，每天2～3次。

【主治】颈椎病。

眩晕停

【组成】山茱萸30克，山药30克，茯神30克，丹参30克，白术30克，钩藤30克，菊花30克，玉竹30克，生牡蛎30克，生龙骨15克，熟地15克，五味子12克，天麻12克，重楼10克。

【制法】水煎2次。

【用法】每日1剂，分服。

【主治】颈椎骨质增生性眩晕。

白芍木瓜汤

【组成】白芍30克，木瓜13克，鸡血藤15克，葛根10克，甘草10克。

【制法】水煎2次。

【用法】每日1剂，分服。

【主治】颈椎痛。

肩周炎

肩周炎是一种肩周围关节软组织的慢性退行性病变，又称粘连性关节囊炎，俗称凝肩，冻结肩或露肩风。多见于50岁左右的人，发病原因是因人到中年后，肾气不足，气血渐亏，加之早期劳累，肩部露外受凉，寒凝筋膜，机体新陈代谢功能减弱，各种组织出现退化性变化，肩关节功能性活动减弱等阶段。

本病起病缓慢，患者常感肩部酸痛，不能持重物，初发1~2周后，疼痛渐增，肩关节外展、外旋功能开始受限。重症者肩臂肌肉萎缩，疼痛较重。常不能举臂梳头、穿衣和背手擦背，夜间尤甚。

归尾白芍方

【组成】归尾12克，白芍、红花、炮穿山甲、乳香、没药、生地、延胡索、生甘草各10克，川芎、桂枝各6克。

【制法】水煎。

【用法】早晚分服。

【主治】主治肩周炎。

川乌细辛散

【组成】川乌、草乌、细辛、樟脑各90克，冰片10克，老陈醋适量。

【制法】将上方前5味药分别研为

极细末后，混合均匀备用。

【用法】用时，根据疼痛部位的大小，取药末适量，用老陈醋调成糊状，均匀敷在压痛点上，厚约 0.5~0.7 厘米，外裹纱布，然后用热水袋热敷 20~30 分钟，每日 1~2 次。

【主治】主治肩周炎。

祛酸利肩方

【组成】白芍、炒地龙各 400 克，制马钱子、红花、桃仁、威灵仙各 350 克，乳香、没药、骨碎补、五加皮、防己、葛根、生甘草各 150 克。

【制法】将上药共研为极细末，装入胶囊，每粒含生药 0.2 克。

【用法】成人每次口服 3 粒，每日 3 次，温开水送服。半个月为 1 个疗程，休息 3 天，再行下 1 个疗程。

【主治】主治肩周炎。

甘草山楂水

【组成】生山楂、桑葚各 50 克，桑枝、乌梅各 25 克，白芍、伸筋草、醋制元胡各 20 克，姜黄、桂枝、威灵仙、醋制香附各 15 克，甘草 10 克。

【制法】水煎。

【用法】温服，3 日 2 剂，1 个月为 1 个疗程。服药期间除配合练功外，停用其他药物或疗法。

【主治】舒筋通络，祛瘀行痹止痛，滑利关节。主治肩周炎。

川乌樟脑外用方

【组成】川乌、樟脑各 10 克。

【制法】将上 2 味研为细末，用米醋调成糊状，均匀地摊在纱布上，涂药层约 5 毫米厚，贴敷于疼痛部位，外用胶布固定，同时用热水袋热敷 30 分钟。

【用法】每日 1 次，连用 4~6 次可见验证。

【主治】祛风胜湿，温经止痛。用治肩周炎。

加味阳和汤

【组成】熟地 30 克，鹿角胶（兑服）、丹参、黄芪各 20 克，白芥子、炮姜、制乳香、当归尾各 10 克，炒麻黄 6 克，肉桂（冲服）、北细辛、生甘草各 3 克。

【制法】水煎。

【用法】每日 1 剂，分 3 次服。

【主治】温阳补血，散寒通滞。主治肩周炎。

颈肩痛合剂

【组成】红花、川芎、桑枝、制川乌、制草乌各9克，防风、桂枝各6克，炙黄芪、鸡血藤、八楞麻各15克，赤芍12克。

【制法】水煎。

【用法】每日1剂，早晚分2次服。

【主治】肩周炎。

马钱散

【组成】炒地龙500克，制马钱子、红花各350克，汉防己、醋炒乳香、醋炒没药、砂烫骨碎补、五加皮各150克。

【制法】以上诸药均按炮制规范炮制，共研细末混匀装入胶囊，每粒含药0.15克。

【用法】每次口服5粒，每日3次，温水送服。15日为1个疗程，休息5日后行第2疗程治疗。

【主治】温经活血，通络除痹。主治肩周炎。

肩通汤

【组成】制川、草乌各5克，麻黄、木香各6克，白芍、当归、台参、枸杞子各15克，川芎、鹿角霜、杜仲、竹叶、甘草各10克，黄芪50克。

【制法】水煎。

【用法】每日1剂，并冲服三一散1包（全蝎、蜈蚣、穿山甲各1克），服药后将所剩药渣装入布袋趁热敷在涂有正红花油的患肩20分钟。

【主治】祛风胜湿，温经活血，扶正通络。主治肩周炎。

追风膏

【组成】葛根、白芷、海桐皮、秦艽、木瓜、红花各40克，川乌、草乌各100克，细辛、羌活、寄生、川椒各60克，水蛭30克。

【制法】上药共研细末，用凡士林调成软膏。

【用法】治疗时取适量敷于病变部位，约1厘米厚，加塑料膜覆盖，胶布固定。每5日换药1次，15日为1个疗程。

【主治】温经散寒，活血祛风，通络除痹。主治肩周炎。

玉竹汤

【组成】玉竹30克，桑寄生30克，鹿含草15克，白术15克，茯苓15克，怀牛膝15克，白芍15克，炙甘草9克。

【制法】水煎2次。

【用法】每日1剂，分服。

【主治】一臂或两臂痹痛而致不能高举或转动不灵者，不论病之新久，均有效。若再另用玉竹30克，煲兔肉或老母鸡佐膳，验证尤为巩固。

乳腺增生

乳腺增生病，常见两乳房胀痛或有条索状肿块或扁平状肿物，多发生在 20~55 岁，尤其在哺乳期妇女最多。其发病与周期性激素分泌失调或乳腺组织对激素的敏感性增高有关。此病属中医学“乳癖”“乳痞”等范畴。

银花重楼汤

【组成】蒲公英、金银花各 10 克，重楼、橘核、连翘、桃仁、穿甲、炙鳖甲、青皮、赤芍各 15 克，白僵蚕、海藻、昆布各 12 克，牡蛎 20 克，生甘草 6 克。

【制法】水煎。

【用法】每日 1 剂，分 2~3 次口服。10 剂为 1 个疗程。

【主治】乳腺增生。

柴胡枳壳水

【组成】醋柴胡、枳壳、香附、橘叶各 10 克，白芍 15 克，甘草 6 克。

【制法】水煎。

【用法】每日 2 次。

【主治】疏肝理气散结。治疗肝郁气滞型乳腺增生。表现为乳房刺痛或胀痛，乳房肿块受情志影响，经前或月经期疼痛加重，伴心烦善怒，胸胁胀满等。

消乳癖膏

【组成】当归、丹参、鹿角霜（研细掺入）、夏枯草、王不留行、路路通、柴胡、白芍、橘叶、乳香、没药、穿山甲、阿魏等按黑膏药制法制成膏药。

【制法】将配制的消乳癖膏敷于乳房痛处。

【用法】隔日换 1 次，1 个月为 1 个疗程。

【主治】乳腺增生病。

天门冬枯草膏

【组成】天门冬（去心）3000 克，夏枯草、浙贝母（打碎块）、鹿角片（打碎）各 1000 克。

【制法】上药放入大陶罐内加冷水浸泡 2~3 小时，煎沸 60 分钟，过滤；药渣再加冷水煎沸 30~40 分钟，过滤。2 次药汁混合入砂锅内，先武火煎至 3500 毫升，加入冰糖（白糖亦可）500 克，再煎数沸使糖全部溶化，待凉装瓶密封备用。

【用法】每次1汤匙（约15毫升），饭后1小时开水冲服，每日3次，1个月为1个疗程。

【主治】乳腺增生。

癖消汤

【组成】北柴胡、青皮、陈皮、僵蚕、夏枯草各10克，炒麦芽、山楂各30克，丹参20克，赤芍、王不留行、枳壳各15克，穿山甲6克（先煎）。

【制法】水煎2次。

【用法】每日1剂，早晚2次温服。

【主治】乳腺增生。

消癖清热饮

【组成】当归20克，川芎、香附、延胡索、红花、栀子各10克，黄连、夏枯草各6克。

【制法】将药物先以冷水浸泡30~60分钟，2煎取汁300毫升，然后浓缩至250毫升。

【用法】口服，每日1剂，1个月为1个疗程，共3个疗程。第1个疗程为1日1剂，第2个疗程为2日1剂，第3个疗程为3日1剂。

【主治】乳腺增生。

白芍癖消汤

【组成】柴胡、当归、白芍、香附各10克，穿山甲20克，荔核、丹皮各15克。

【制法】水煎。

【用法】每日1剂，分3次服。20日为1个疗程。

【主治】乳腺增生病。

消坚散

【组成】柴胡、白术、海藻、昆布、炮穿山甲、浙贝母各10克，当归、茯苓各15克，白芍20克，龙胆草6克。

【制法】水煎。

【用法】每日1剂，分早晚2次服用。亦可炼蜜为丸，每次20克，每日3次。

【主治】乳腺增生病。

当归海藻汤

【组成】当归、海藻、夏枯草各10克，川芎、青皮、穿山甲、三棱、莪术、栝楼各9克，昆布12克，生牡蛎15克，桃仁6克。

【制法】水煎。

【用法】每日1剂，分2次服，10日为1个疗程。

【主治】治疗乳腺增生。

乳腺炎

乳腺炎，属中医“乳痈”范畴，是一种急性化脓性疾病。乳房肿胀疼痛，局部有块或无块，皮肤色白或红，甚则掀红肿痛，继则腐烂化脓。

砂仁塞鼻法

【组成】砂仁 10~20 克。

【制法】将砂仁研细末储瓶备用。用时取糯米饭少许和砂仁末拌匀，搓成索条状如花生米大小，外裹以消毒纱布（必须是棉织品）塞鼻。

【用法】左乳腺炎塞右鼻，右乳腺炎塞左鼻，亦可左右交替塞用。每隔 12 小时更换 1 次，直至炎症消失为止。

【主治】治乳腺炎有良效。

大黄公英膏

【组成】大黄粉 10 克，蒲公英粉 15 克，食醋适量。

【制法】将食醋适量放入金属器皿中，置于火上煮沸后，加入大黄粉、蒲公英粉调成糊状，趁热敷于肿块处（温度以可以耐受为宜）。

【用法】外用纱布包扎，同时以盛装热水的热水袋覆于大黄公英膏上保温。间隔 1 小时用吸奶器吸取乳汁 1 次，吸乳时辅以瓷汤勺把柄从乳根向乳头推刮，促使乳汁外排，如此反复进行。本法热敷患乳时间为 5~10 小时。

【主治】乳腺炎。

泥鳅土豆贴

【组成】土豆 1 个（要选用无斑点者），泥鳅 1 条（约有 10 厘米长为佳）。以上为 1 次量。

【制法】将土豆洗净和泥鳅同时放入器皿中捣烂，捣至黏腻沾手时，取出做成小饼（大小视病灶）贴敷患处。

【用法】每天 1 次，一般 2 次即见效。

【主治】治乳痈有良效。

陈皮连翘汤

【组成】陈皮、连翘、香附各 15 克，柴胡、白芍、当归、青皮、郁金、穿山甲各 12 克，甘草 8 克，全栝楼 16 克，金银花 20 克。

【制法】水煎。

【用法】每日1剂，早晚温服。

【主治】治疗慢性乳腺炎。

硝黄外用散

【组成】芒硝50克，生大黄粉50克，大蒜、米醋适量。

【制法】将芒硝和大蒜共捣成泥状。

【用法】外敷于肿块处，外敷45分钟至1小时，此为一敷；一敷去药后，再用大黄粉和米醋调成泥状敷局部，此为二敷。敷后12小时去药，每日1次，3日为1个疗程。

【主治】乳腺炎。

烟叶大黄粉

【组成】烟叶、大黄粉各适量。

【制法】烟叶放火上烤至淡黄色，研为细末，取烟叶粉10克，大黄粉10克，以鸡蛋清调为糊状。

【用法】敷于患处，纱布覆盖，胶布固定，每日换药1次，连续用药3~6日。

【主治】乳腺炎。

栝楼银贝汤

【组成】栝楼30克，银花、贝母、枳壳各10克，甘草、白芷、乳香、青皮各2克，穿山甲、皂角刺各5克。

【制法】水煎。

【用法】每日1剂，早晚分服，3日为1个疗程。

【主治】乳腺炎。

解毒宣络汤

【组成】银花30~60克，连翘12克，蒲公英30克，甘草6克，皂角刺10克，蜈蚣2条，全蝎3克。

【制法】水煎，研末。

【用法】前5味药加水煎。后2味另研末装入胶囊，以药汤送服，每日1剂，一般连服3~5剂，多获得预期效果。此外，如有乳汁淤积不通者，一律用吸乳器将乳汁吸出。

【主治】乳腺炎。

青皮通乳汤

【组成】青皮、莱菔子、白芍、柴胡各6克。

【制法】水煎。

【用法】代茶饮，同时让新生儿吸吮积乳。

【主治】产后乳腺管阻塞。

野菊花茶

【组成】野菊花15克。

【制法】将野菊花放入杯中，用沸水冲泡。

【用法】代茶饮用。每日 1 剂。

【主治】急性乳腺炎初期，红肿显著者。

花椒叶外用方

【组成】花椒叶适量。

【制法】将花椒叶晒干，研为细末，用浓茶汁调匀。

【用法】涂敷患处。每日 2 次。

【主治】急性乳腺炎初期。

野白菜方

【组成】野白菜（江南野菜，又名白地黄瓜、黄瓜菜等）30 克。

【制法】将野白菜洗净。

【用法】加水煎汤饮服，并将药渣捣烂后敷于患部。每日 3 剂。

【主治】适用于急性乳腺炎脓肿期，证见肿块增大，疼痛加重，乳房胀满，皮色掀红，壮热不退，时有寒战，口渴喜饮等。

跌打损伤

本病多因外伤所致肌肤、关节活动功能障碍，局部瘀血疼痛或出现紫斑的病症，其病理为瘀血阻络、气血不通，治以活血化瘀、舒筋通络等为主。

香茶菜根酒

【组成】香茶菜（产于江南，又名蛇通管、铁菱角）根 16~25 克，黄酒适量。

【制法】将香茶菜根洗净切碎，放入黄酒内浸泡 30 分钟。

【用法】煎汤饮服。每日 1~2 剂。

【主治】清热解毒，散瘀消肿。用治跌打伤肿痛，劳伤筋骨痛。

酒蟹外用方

【组成】活河蟹、白酒各适量。

【制法】将河蟹洗净捣烂，加白酒拌和。

【用法】敷于伤处，外用纱布包扎，每日 1 次（夏季每日 2~3 次）。

【主治】散瘀血，续筋接骨。用治跌打损伤，断筋碎骨，瘀血肿痛。

活血止痛膏

【组成】红花、赤芍、白芷、栀子、桃仁、乳香、没药各 15 克，大黄 30 克。

【制法】上药共研细末，用酒调匀

成糊状，备用。

【用法】外敷患处。为防止药物脱落，减少蒸发，外用塑料纸包扎，如干燥后，可取下再加酒调敷，连续敷用3~4天后去除。若尚未治愈，可用第2剂重新调敷。

【主治】活血化瘀，消肿止痛。

消肿止痛膏

【组成】生栀子仁90克，白芷30克，生南星、生半夏、生川乌、生草乌、细辛、土鳖虫、制乳香、制没药、药花、当归尾各9克。

【制法】上药烘干后研为细末，用饴糖、酒或醋（开水亦可）调匀后置瓷钵中备用。用时将药摊在塑料纸上，外敷患处，并以胶布固定。

【用法】每日换药1次，3次为1个疗程。

【主治】消肿止痛。用治跌打损伤。

三七叶外敷方

【组成】三七鲜叶适量。

【制法】将叶洗净，捣成泥状。

【用法】敷于创面，用大片三七鲜叶盖在上面，用绷带包扎固定，每日换药1次。

【主治】跌打损伤。

桃仁杜仲汤

【组成】红花、桃仁、羌活、赤芍、续断、木瓜、小茴香、补骨脂各9克，炒杜仲15克。

【制法】将上药以水煎煮，取药汁。

【用法】每日1剂，分2次服用。

【主治】跌打损伤。

黄枝子乌药方

【组成】黄枝子2份，乌药1份，桃树枝心1份，樟树枝心1份。

【制法】将上药分别晒干，研成细粉，分装保存备用。用时，以水和50%酒精调成糊状，再加上适当的面粉，混合搅匀。

【用法】摊在塑料布上（用药量根据扭伤的面积而定），厚约0.3厘米，外敷于患处，用绷带包扎固定，以防药液外溢。冬季可2~3天换药1次，夏季1~2天换药1次，以保持其湿润。

【主治】主治跌打损伤。

黄鳝鱼外敷

【组成】活黄鳝鱼1条。

【制法】将活黄鳝鱼宰杀取血，把卫生纸放在黄鳝血中浸透，晾干。

【用法】在外伤处敷上此卫生纸。

【主治】跌打损伤。

陈参汤

【组成】陈皮 15 克，延胡索、丹参各 30 克，牵牛、三七各 6 克，白芍、赤芍各 24 克，甘草、土鳖虫各 12 克。

【制法】将上药以水煎煮，取药汁。

【用法】每日 1 剂，分 2 次服用。

【主治】跌打损伤。

地龙散

【组成】地龙、苏木、桃仁、土鳖虫各 9 克，麻黄、黄柏各 3~5 克，元胡、制乳香、制没药各 10 克，当归、续断、乌药各 12 克，甘草 6 克。

【制法】将上药以水煎煮，取药汁。

【用法】每日 1 剂，分 2 次，饭前服用。

【主治】跌打损伤。

五倍子石膏糊

【组成】五倍子 50 克，栀子 30 克，石膏 20 克，蜂蜜、醋、酒各少许。

【制法】五倍子炒黄，栀子微炒，与石膏共研为细末，用蜂蜜、醋、酒调成糊状。

【用法】将糊状物涂敷患处，隔日换药 1 次。

【主治】跌打损伤。

白芷防风糊

【组成】白芷、防风、牛膝、当归、乳香、没药、蒲公英、地丁、大黄、木瓜各适量。

【制法】将上药共研成粉末，然后调成糊状。

【用法】将糊状物敷于患处，最后上外翻小夹板，每日更换 1 次，7 日为 1 个疗程。

【主治】跌打损伤。

大蒜内膜外敷方

【组成】大蒜适量。

【制法】将大蒜外皮去掉，只留下最内层的薄膜即可。

【用法】不慎划伤或擦伤后，可剥下大蒜瓣最内层的薄膜，将其贴在伤口上。每日换 1 次，直至愈合。

【主治】跌打损伤。

红花栀子糊

【组成】红花、栀子、土鳖虫、面粉各等份，白酒适量。

【制法】将以上材料共同研细末，用白酒调成糊状备用。

【用法】将糊状物敷于患处，每日 1 次。

【主治】跌打损伤。

软组织损伤

软组织损伤主要是指人体关节周围组织、肌肉遭受外来暴力撞击、强力扭转或牵拉压迫等原因引起的损伤。可分为急性和慢性两种。急性又分为挫伤和扭伤。挫伤是直接外力打击或冲撞所造成的；扭伤是由间接外力作用于关节，引起周围软组织的牵拉或撕脱而造成的。主要的病理变化为皮下出血、浆液渗出、挫裂或断裂。慢性主要指慢性劳损或由急性迁延而来，主要病理变化为局部组织充血、渗出、肥厚、粘连，继而引起代谢障碍，细胞变性和功能障碍、挛缩等。本病的主要表现为疼痛、瘀肿和功能障碍。急性损伤疼痛较剧，慢性损伤疼痛多与活动牵拉有关，或仅有轻微酸痛。软组织损伤压痛点就是病灶之所在。中医称本病为“筋伤”，其基本病机为气血瘀滞。

白芷散

【组成】白芷适量。

【制法】干燥，研末，过筛。白芷粉适量与食醋搅匀成糊状，加冰片粉末少许拌匀，敷于患处，用敷料覆盖，胶布固定。

【用法】每天换药1次。

【主治】软组织损伤。

新伤药

【组成】黄柏30克，延胡索、红藤各12克，白芷、羌活、独活、木香各9克，血竭3克。

【制法】将上药研成细末，根据损伤部位大小，取适量药末加水调和（如能加入少量蜂蜜效果更好）推抹在塑料纸或纱布上厚约0.8厘米。

【用法】敷于伤处，每日更换1次。少数局部出现皮肤过敏者，可用氟轻松软膏先在伤处涂搽一遍，再敷上药。

【主治】活血化瘀，行气止痛，清热解毒。适用于急性软组织损伤。

紫草粉

【组成】紫草适量。

【制法】紫草研粉，以花生油适量调匀紫草粉外敷患部。药层厚0.6厘米，范围超过创伤面4厘米。

【用法】外盖纱布并包扎，加花生

油适量保持药物湿润。每天换药 1 次。

【主治】软组织损伤。

芙蓉叶赤芍散

【组成】芙蓉叶200克，赤芍、黄柏、生大黄、姜黄各50克，黄芩、天花粉各80克，生栀子60克，刘寄奴100克。

【制法】共研细末，加血竭粉 40 克，凡士林调膏。

【用法】外敷患处，无菌纱布及绷带固定；同时进行功能锻炼。

【主治】软组织损伤。

骨折

骨的完整性或连续性中断称骨折。骨折是一种常见的骨头折伤病症。中医称为折疡、折骨。常因跌仆、闪挫、压扎、负重、劳损，或是从高处坠落或摔打跌倒所致。根据病变症状可分为一般性骨折和粉碎性骨折两种。甚者疼痛难忍，骨头有凸状，有皮肉组织瘀肿等现象。

接骨汤

【组成】土鳖虫、续断、骨碎补、自然铜、桃仁、当归、赤芍、生地黄各 12 克，川芎 6 克，血竭 1.5 克（冲服）。

【制法】水煎。

【用法】每日服 1 剂，分 2 次服，共服 60 剂。

【主治】骨折。

黄芪茯苓散

【组成】黄芪、枸杞子、淮山药、茯苓、骨碎补、川续断、杜仲各 50 克，党参、自然铜、土鳖虫、生大黄、田三七各 40 克，细辛、桂枝、白芍、广木香各 15 克。

【制法】将上药研为极细末，过筛，炼蜜为丸，每丸重 6 克。

【用法】每日 3 次，每次 1 丸，黄酒或白开水送服。1 个月为 1 个疗程。

【主治】骨折。

大黄接骨汤

【组成】大黄 9 克，厚朴、枳壳、桃仁、苏木、当归、土鳖、自然铜、龟板各 10 克，红花 6 克，骨碎补、川续断、枸杞子、熟地、杜仲各 15 克。

【制法】水煎。

【用法】每日1剂，分早晚2次内服。14日为1个疗程，观察3个疗程。

【主治】新鲜骨折。

茴香五灵散

【组成】五灵脂30克，茴香3克，醋适量。

【制法】将前2味研细，用醋调匀。

【用法】敷于患处，以布包扎。

【主治】活血散瘀。适用于骨折。

当归消肿方

【组成】当归、鸡血藤、丹参、茯苓各15克，黄芪20克，川芎、地鳖虫、桂枝、地龙、泽泻、猪苓、木通、牛膝各10克，苍术6克。

【制法】水煎3次。

【用法】每日1剂，分3次服。

【主治】骨折及术后下肢肿胀。

正骨贴

【组成】麻黄、山柰、高良姜、补骨脂、骨碎补、地黄、紫丹参、丹皮、三七、川牛膝、陈皮、甘草各50克。

【制法】诸药用1000克麻油炼焦后，加入500克红丹收膏摊纸备用。

【用法】5日1贴。

【主治】骨折延迟愈合。

当归续断汤

【组成】当归、续断各10克，土鳖虫、乳香各5克，花粉、骨碎补各15克，桑寄生、五爪龙各30克，防风20克。

【制法】水煎。

【用法】每日1剂，分2次口服。

【主治】股骨干骨折中期。

三色敷药方

【组成】紫荆皮（炒黑）、黄金子（去衣，炒黑）各240克，全当归、赤芍、丹参、牛膝、片姜黄、五加皮、木瓜、羌活、独活、白芷、威灵仙、防风、防己、天花粉各60克，川芎、秦艽各30克，连翘24克，甘草18克，番木鳖60克。

【制法】上药如法炮制，研细末，和匀，用饴糖适量拌如厚糊，摊于纸上后，加上桑皮纸一层。

【用法】敷于患处。

【主治】骨折肿痛。

活血止痛汤

【组成】当归尾10克，赤芍6克，川芎5克，桃仁9克，苏木9克，自然铜9克，地鳖虫9克，络石藤5克，制没、乳没各5克，陈皮5克，枳壳5克，生山楂9克。

【制法】水煎2次。

【用法】每日1剂，分服。

【主治】四肢骨折初期，局部肿胀疼痛。

和营续骨汤

【组成】当归10克，赤芍5克，川芎5克，红花5克，骨碎补5克，自然铜9克，接骨木9克，鸡血藤9克，陈皮5克，枳壳5克。

【制法】水煎2次。

【用法】每日1剂，分服。

【主治】骨折肿退之后。

接筋续骨合剂

【组成】炙地鳖虫9克，铜、骨碎补各15克，当归、川芎各4.5克，续断12克，红花、赤芍各9克，甘草4.5克，

【制法】水煎。

【用法】每日1剂，早晚分服。

【主治】骨折。

骨质疏松

骨质疏松症是指由于多种原因引起的骨质吸收超过骨质形成而导致骨质萎缩缺少的一种病症。本病不是一种独立的疾病，可由于内分泌失调、骨骼废用、营养障碍、遗传性疾病等引起，多见于老年妇女。临床表现以自发性骨痛及骨压痛，身体短缩，脊柱后凸畸形为主，X线表现为脊柱、骨盆及股骨上端等处骨质疏松明显，脊椎可呈鱼椎畸形，多为病理压缩骨折，脊柱呈后凸畸形。

杜仲枸杞汤

【组成】杜仲、补骨脂各20克，枸杞子、地黄各15克，女贞子、菟丝子、茯苓、当归、龟板、川续断、鹿角胶（另冲）各10克，黄芪、川芎、牛膝各6克，大枣6枚。

【制法】水煎。

【用法】每日1剂，口服。连服10个月。

【主治】骨质疏松症。

双仁杞枣汤

【组成】核桃仁、薏苡仁各15克，枸杞子10克，大枣5枚，白糖适量。

【制法】将核桃仁、薏苡仁、枸杞子、大枣洗净，共置锅内，加水煮熟，调入白糖服食。

【用法】每日1剂，分2次服，连服30日。

【主治】脾肾阳虚型骨质疏松。

猪骨海带汤

【组成】猪骨头1000克，海带150克，调料适量。

【制法】高压锅内加2000克水，将猪骨头连同海带一同入内，武火烧开，小火炖烂，加调料出锅。

【用法】每日1剂。

【主治】常吃能有效防止骨质疏松。

猪血山药汤

【组成】猪血250克，山药、猪瘦肉、胡萝卜、豆腐各100克，调料适量。

【制法】按常法煮汤服食。

【用法】每日1剂。

【主治】骨质疏松。

加味左归丸

【组成】大熟地、山药、鹿角胶、龟板胶、茯苓、黄芪、淫羊藿各150克，枸杞子、菟丝子各120克，山茱萸、川牛膝、白术、巴戟天、杜仲、狗脊各100克。

【制法】研末，加1000克蜂蜜，炼蜜丸。

【用法】每日3次，早、中、晚各1次，每次服3克，连服3个月。

【主治】骨质疏松症腰背痛。

泄浊化瘀方

【组成】藿香、佩兰、川芎、牛膝、厚朴、黄芪各10克，茯苓、泽泻、山楂各15克，葛根30克，水蛭3克，大黄5克。

【制法】水煎。

【用法】每日1剂，连用10周，同时西药治疗原发病。

【主治】糖尿病骨质疏松症。

骨质增生

骨质增生，又名“骨刺”，古称“骨赘”。是一种慢性骨质生长异常退行性疾病。骨质增生是40岁以上的中年人出现的不同程度、不同部位的骨组织增生性病变，好发于脊椎、髋、膝关节、跟骨结节等处，尤以颈椎、足跟骨节处发病居多。该病是由于人到中年以后体质虚弱，骨质退行性变，加之长期站立、行走或长时间地保持某种姿势，肌肉牵拉或撕脱出血，血肿肌化，致骨边缘形成刺状或唇样的骨质增生。其疼痛部位一般为腰椎、胸椎和颈椎，表现为腰痛，严重时腰伸不直，腰痛难忍，翻身与站立都困难，而且会伴有头晕、头痛、颈部活动不便、有僵硬感等。

鹿衔草乌梅汤

【组成】鹿衔草、白芍各20克，威灵仙12克，乌梅、赤芍、骨碎补各10克，鸡血藤15克，甘草5克。

【制法】煎服2次。

【用法】每日1剂，药渣外敷，15天为1个疗程，服2个疗程。

【主治】骨质增生症。

白花蛇散

【组成】白花蛇（学名银环蛇）4条，威灵仙72克，当归、土鳖虫、血竭、透骨草、防风各36克。

【制法】共碾细末，过筛。

【用法】每服3克，每天服2次，开水送服。以上为1个月药量，服完即症状消失。

【主治】骨质增生。

当归白芍汤

【组成】全当归、白芍各40克，川芎、炒艾叶、地龙、炙川乌、五加皮、木通、川花椒、萆薢、防风各30克，生姜汁100毫升，陈醋适量，冰片5克。

【制法】上药共研为极细末后，加入姜汁、陈醋调成糊状，储瓶内备用。

【用法】以此药糊敷患处，每日换药1次。1剂药一般可用2~3天，2剂药为1个疗程。

【主治】骨质增生。

川芎外用方

【组成】川芎6~9克，陈醋适量。

【制法】将川芎研为细末，加陈醋调为糊状，再加少许凡士林调制成膏，均匀地摊在布上，敷于患处，外用胶布包扎固定。

【用法】每2日换1次。

【主治】骨质增生。

外用筋骨止痛酒

【组成】生草乌10克，细辛10克，洋金花6克，冰片16克。

【制法】先将前3味药研末，用

50%酒精300毫升浸入，冰片另用50%酒精200毫升浸入，每日搅拌1次，约1周后全部溶化，滤净去渣，将二药液和匀，用有色玻璃瓶储藏。

【用法】每次用棉球蘸药液少许涂痛处或放痛处片刻，痛止取下，每天2~3次。

【主治】草乌、细辛祛风散寒止痛，洋金花解痉活血止痛，冰片通窍善于走窜，消肿止痛，浸酒外用，直接作用于局部，见效较速。

羊肉莲子粥

【组成】精羊肉150克，莲子肉25克，粳米150克，生姜适量。

【制法】按常法煮粥服食。

【用法】每日1剂。

【主治】脾肾两虚型骨质增生，证见纳呆，食少，腰酸膝软，肢体麻木，或有疼痛，腹胀，便溏，月经紊乱等。

粉葛秦艽汤

【组成】粉葛、秦艽、威灵仙、当归各20克，白芍30克，延胡、制川乌、独活各10克，蜈蚣3条（去头足），天麻6克（为末吞服）。

【制法】将上药水煎。

【用法】分2~3次口服，每日1剂。

【主治】治疗颈椎骨质增生。

腰腿痛

腰腿痛是一种急性或慢性软组织损伤所引起的局部疼痛性病症。由于腰部是脊柱运动范围较大的部位，人体负荷较重，故各种原因都可能使腰腿受伤。

白芍红花水

【组成】白芍50克，制川乌、制草乌、全蝎各6克，独活、桂枝、威灵仙各15克，黄柏、全当归、杜仲、续断、红花、桃仁各10克，牛膝30克，生甘草12克。

【制法】水煎。

【用法】每日1剂，分2~3次口服。1周为1个疗程。

【主治】腰腿疼。若气虚者，加黄芪、党参各15克；若血虚者，加阿胶、制何首乌各10克。

乌七马钱散

【组成】生草乌、生川乌各 10 克，三七 20 克，马钱子 12 克，醋适量。

【制法】将前 4 味研为细末，用醋调匀。

【用法】敷于患处。治疗过程中应卧床休息，不宜过分活动。

【主治】舒筋活络，止痛。适用于腰椎间盘突出症引起的腰腿痛。

归尾泽兰汤

【组成】归尾、泽兰各 12 克，赤芍、川楝子、延胡索各 9 克，制川乌 6 克（先煎）。

【制法】水煎。

【用法】每日 1 剂，分 2 次服，还可取药渣以布包热熨腰部，或加水煎，以药汤洗腰部。

【主治】腰腿痛。

炒牵牛子方

【组成】炒牵牛子 10 克，当归、白芍、川续断、狗脊、石南叶各 30 克，炒牛蒡子、杜仲各 20 克，羌活、独活、细辛、汉防己、白僵蚕、广地龙各 15 克，制马钱子 2 克，生黄芪 60 克。

【制法】水煎。

【用法】每日 1 剂，3 周为 1 个疗程。卧床 3 周后，带腰围 3 个月，并配合功能锻炼。

【主治】腰腿痛。

腰椎间盘突出症

本病是指腰椎间盘发生退行性病变以后，因某种原因（损伤、过劳等）致纤维环部分或全部破裂，连同髓核一并向外膨出，压迫神经根或脊髓引起腰痛和一系列神经症状的病症。疼痛，特别是根性疼痛为腰椎间盘突出症的主要症状，应用常规骨科止痛药往往无效，而对于疼痛剧烈或较重的早期病例，手法治疗多难以耐受，有些甚至引起症状加重；另一方面，应用麻醉或激素类药物虽然大部分效果明显，但对其副作用有较多禁忌。

仁麻丸

【组成】核桃仁 210 克，黑芝麻 210 克，杜仲 60 克，菟丝子 60 克，当归 60 克，骨碎补 45 克，川续断 30 克，木瓜 30 克，延胡索 30 克，香附 15 克。

【制法】上药除核桃仁、黑芝麻外，均晒干、碾碎过筛待用。将黑芝麻于碾槽内碾碎，再放入核桃仁一起碾，当用手摸无颗粒时，与药面一起倒入盆中，以炼蜜 250 克分数次加入盆内搅拌，反复揉搓成团块，取团块 7 克制成药丸。冬天可装入瓶内储存，夏天制成蜡丸或用油纸单包装入瓷盆放阴凉处。

【用法】每次服 1 丸，每日服 2 次，黄酒 20 毫升冲服。连服完 100 丸为 1 个疗程。

【主治】腰椎间盘突出症（肝肾亏虚，气滞血瘀）。

养阴清热通络汤

【组成】生石膏（先煎）60 克，麦冬 15 克，知母 15 克，白芍 15 克，怀牛膝 15 克，杜仲 15 克，海桐皮 15 克，生地 15 克，甘草 8 克，丹皮 10 克，乳香 10 克，没药 10 克，细辛 3 克，桑枝 30 克。

【制法】水煎。

【用法】每日 1 剂，早晚各服 1 次。

【主治】腰椎间盘脱出、神经根炎、坐骨神经痛，属风湿化热者。症见腰胀酸痛，动则痛如刀绞，不能行走，苦不堪言，口干口苦，舌质黯红，舌苔白腻，黄腻，脉弦紧。

枳壳甘草汤

【组成】枳壳 10 克，甘草 6 克，当归 10 克，丹参 10 克，三棱 10 克，莪术 10 克，牵牛子 6 克。

【制法】水煎。

【用法】每日 1 剂，早晚各服 1 次。

【主治】颈椎间盘突出症、腰椎间盘突出症，属气血痹阻者。腰腿痛，活动困难，舌边紫暗，苔薄白或薄黄，脉涩。

骨结核

骨结核大多是由肺结核继发的。但也有患者没有肺结核病史，属于结核菌的隐匿性感染。结核菌核大多首先发生在肺部，在肺部感染后通过血液的传播可以到全身很多系统，可以导致骨骼系统结核、泌尿系统结核、消化系统结核等。所以骨结核不是单纯的病变，是全身疾病在局部的表现。中医认为骨结核是由于正气虚亏，筋骨伤损，蓄结瘀聚化为痰浊，流注骨骼关节而发。

结核散（流痰）

【组成】大熟地200克，龟板200克，鹿角胶100克，肉桂100克，黄连50克，蜈蚣30条，全蝎30条，甲珠50克，茯苓150克。

【制法】上药提取制成胶囊，每粒0.5克。

【用法】成人每次5粒，每日3次。

【主治】各种结核病，尤其是各部位的骨结核，属阴虚毒结者。症见低热，午后潮热，舌质红，少苔，脉弦数，或见两尺脉不足。

皂角刺煨老母鸡汤

【组成】皂角刺120克（以新鲜者为佳），老母鸡1只（1.5千克以上）。

【制法】将老母鸡去毛及内脏，洗净，将皂角刺戳满鸡身，放锅中文火煨烂，去皂角刺食肉喝汤。

【用法】2~3天吃1只，连服5~7只为1个疗程，一般1个疗程即能治愈或改善症状。

【主治】骨结核。

淋巴结核

本病是主要指发生于颈部淋巴结的慢性感染性疾患。常结成串，累累如贯珠，故名“瘰疬”。临床以起病缓慢，初结块如豆，皮色不变，坚硬无痛，后渐大成串，将溃时皮色暗红，溃后脓水清稀，久不收口，可形成窦道或瘘管为特征，又名“鼠疮”。

蜗牛炖猪肉

【组成】鲜蜗牛肉100克（干品减半），瘦猪肉150克，盐、酱油少许。

【制法】将蜗牛洗净，用沸水烫死，以针挑出蜗牛肉，再洗，然后同猪肉共炖。

【用法】饮汤食肉。

【主治】养阴清热，消肿解毒。用于淋巴结核、慢性淋巴结炎。

海甘消瘰汤

【组成】海藻、昆布各24克，浙贝母、郁金、甘草、青皮、枳实各9克，玄参12克，生牡蛎、橘核各15克。

【制法】水煎。

【用法】早晚分服。

【主治】颈淋巴结结核。

荔枝疗法

【组成】鲜荔枝10枚。

【制法】将荔枝洗净，捣烂如泥。

【用法】外敷患处，每日更换1次。

【主治】淋巴结核、赤肿疔毒及小儿疹疮。

蜈蚣蛋

【组成】大蜈蚣1条，鸡蛋1个。

【制法】将蜈蚣瓦上焙干，研为细末。鸡蛋打一小孔，装入蜈蚣粉末，封闭小孔，放入有盖茶杯内蒸熟。

【用法】每晚食用1个。

【主治】颈淋巴结核。

甘草蜂蜜糊

【组成】甘草、蜂蜜各适量。

【制法】每次取适量甘草粉碎，加蜂蜜调成糊状。

【用法】涂在淋巴结核疙瘩上，并用纱布包好，每2天更换1次，几周后疙瘩自消。

【主治】和中缓急，清热解毒。

蛤蛎散

【组成】蛤粉20克，海蒿子25克，牡蛎25克，夏枯草30克。

【制法】共煎汤。

【用法】每日早晚分服。

【主治】淋巴结核、甲状腺肿大。

化腐拔毒生肌膏

【组成】珍珠5~6粒（或用珍珠母代），琥珀、青黛各3克，冰片0.5克，黄丹100克，麻油240克。

【制法】将珍珠粒纳入豆腐内加水煎2小时，取出晒干研末。麻油用瓦罐煎至浓黑，将黄丹慢慢撒入油中，并不断搅拌，勿令沸出罐外，文火熬至滴水成珠，加入珍珠粉、琥珀、青黛、冰片粉，搅匀即成。

【用法】按疮口大小，用纸摊膏，贴于疮口上，每天换药1次。

【主治】治疮疡有奇效。

止血定痛生肌散

【组成】乳香、没药（去油）、龙骨各10克，血竭6克，七三丹30克，香白芷8克，冰片3克。

【制法】共研细末，罗筛，瓷器盛放。

【用法】以棉签蘸之，均匀地涂于疮口之上，以覆盖疮面为度，2~3日换药1次。换药时见黄褐色药末已化为灰白色脓液，无重腥臭为佳，中医称为“煨脓长肉”。以后脓液渐尽，肌肉红活，疮周见嫩红色上皮生长，平均每天可达1.5厘米。当疮面缩小至1平方厘米时，可1次结痂愈合。

【主治】疮疡。

痔疮

痔疮又称痔，是肛门直肠下端和肛管皮下的静脉丛发生扩张所形成的一个或多个柔软的静脉团的一种慢性疾病。这种静脉团俗称痔核。中医一般通称为痔疮。脏腑本虚、气血亏损是发病基础，情志内伤、劳倦过度、长期便秘、饮食不节、妇女妊娠等为诱因，使脏腑阴阳失调，气血运行不畅，经络受阻，燥热内生，热与血相，气血纵横，经脉交错，结滞不散而成。按其生成部位不同分为内痔、外痔、混合痔三种，发作时有便血、疼痛、脱肛和坠胀等。内痔的临床特征以便血为主；外痔则以坠胀疼痛、有异物感为主。在患痔的过程中，皆因大便燥结，擦破痔核，或用力排便，或负重进气，使血液壅住肛门，引起便血或血栓。痔核经常出血，血液日渐亏损，日久以导致血虚。如因痔核黏膜破损，感染湿热毒邪，则局部可发生肿痛。痔核日渐增大，堵塞肛门，在排便时可脱于肛外。患痔日久者，因年老体弱，肛门松弛，气虚不能升提，痔核尤易脱出，且不易自行回复，需用手将它推回。有时也会因不能缩回而发炎肿胀和发紫，引起肛门部剧痛。

枯矾艾叶水

【组成】枯矾、威灵仙、干地龙各15克，陈艾叶15~30克。

【制法】将上药加水浓煎，连渣倒入盆内。

【用法】趁热熏洗肛门，冷却后再洗患处，每次约30分钟，每日上、下午各熏洗1次，连用6天为1个疗程。

【主治】痔疮。

痔消丸

【组成】黄芪、干地黄、玄参、金银花、蒲公英、当归各300克，白芍、炮山甲、皂角刺、焦槟榔、甘草各180克，大黄200克，黄连120克。

【制法】上药研成粉末，混合后过筛，炼蜜为丸，每丸9克。

【用法】每次服2粒，每日2次，开水送服。10日为1个疗程。

【主治】各种痔疮、肛裂、肛管溃疡、肛周炎、肛周脓肿、肛瘘、便秘等肛肠疾病。

公英水

【组成】蒲公英全草 50~100 克（鲜品 100~200 克）。

【制法】水煎。

【用法】每日 1 剂。如用于止血，须先炒至微黄色。内痔嵌顿、血栓外痔及炎性痔须配合水煎熏洗。

【主治】痔疮。

枳壳消痔汤

【组成】荔枝草、枳壳各 60 克，马齿苋 30 克，黄柏 15 克。

【制法】上药加水适量，浸泡后煎煮，取汁。

【用法】先熏后洗。每日 1 剂，每次 30 分钟，5 日为 1 个疗程。

【主治】外痔。

痔血服洗方

【组成】仙鹤草、鱼腥草各 15 克，荆芥炭、地榆炭、茜草炭、白术、赤芍、当归各 10 克，黄柏 12 克，苦参 6 克，薏苡仁 20 克。

【制法】水煎 2 次。

【用法】每日 1 剂，药液分早、中、晚 3 次口服。第 3 次煎时加水 1500 毫升，同时加生大黄 15 克，煎水后再加枯矾 20 克。每日熏洗 2 次，第 2 次熏洗时将药液加热即可。3 日为 1 个疗程。

【主治】内痔出血。

黑木耳柿饼汤

【组成】黑木耳 3~6 克，柿饼 30 克。

【制法】将黑木耳、柿饼去杂洗净，切碎。

【用法】加水煮汤服食。每日 2 剂。

【主治】痔疮出血，大便干结。

消炎止痛膏

【组成】五倍子630克，黄连170克，冰片、朱砂、雄黄各64克。

【制法】上药混合后粉碎，过筛，制成消炎止痛散。取散剂 16 克，用凡士林加量至 1000 克，拌匀呈膏状，装好备用。

【用法】使用前先清洗臀部，然后将此膏涂于无菌敷料上，敷于红肿处固定。敷料的面积应超出红肿边缘约 1 厘米。每日敷 2 次。

【主治】炎性外痔。

蚕蝎散

【组成】全蝎、僵蚕各 6 克，鸡蛋适量。

【制法】全蝎、僵蚕（中药店有售）研成细末，共分为15份。每日早晨取新鲜鸡蛋1枚，在蛋壳上打1个小孔，将1份全蝎僵蚕粉从小孔内装入鸡蛋，搅匀后用面粉将鸡蛋上的小孔糊上，放入锅内蒸熟。

【用法】服用时将鸡蛋去皮整个吃下，每日1个，连吃15天为1个疗程。如1个疗程未能痊愈，可再吃1~2个疗程，以巩固验证。

【主治】理气血，除热毒。

丝瓜肉片汤

【组成】丝瓜200克，猪瘦肉120克，调料适量。

【制法】按常法煮汤服食。

【用法】每日1剂，2次分服，连服5~7日。

【主治】初期内痔便血。

红糖金针菜汤

【组成】红糖、金针菜各120克。

【制法】将金针菜用水2碗煎至1碗，和入红糖。

【用法】温服，每日1次。

【主治】活血消肿。对痔疮初起可以消散，对较重症有减轻痛苦之功。

茄子末

【组成】茄子。

【制法】茄子切片，烧成炭，研成细末。

【用法】每日服3次，每次10克，连服10天。

【主治】内痔。

足跟痛

足跟痛是指足跟一侧或两侧疼痛，不红不肿，行走不便。又称脚跟痛。它是由骨结节部的前缘骨刺足脂肪纤维垫有不同程度的退行性病变，扁平足、急性滑囊炎、跟骨骨刺、跟骨类风湿病变引起；常见的为跖筋膜炎，往往发生在久立或行走工作者，长期、慢性轻伤引起，表现为跖筋膜纤维断裂及修复过程，在跟骨下方偏内侧的筋膜附着处骨质增生及压痛，侧位X线片显示跟骨骨刺。但是有骨刺不一定有足跟痛，跖筋膜炎不一定有骨刺。中医学认为，足跟痛多属肝肾阴虚、痰湿、血热等所致。肝主筋、肾主骨，肝肾亏虚，筋骨失养，复感风寒湿邪或慢性劳损便导致经络瘀滞，气血运行受阻，使筋骨肌肉失养而发病。引起足跟痛的病因以肾虚为多，外治应辨证选药。其治疗要点是对症治疗，缓解疼痛。

苏木红花泡脚

【组成】苏木、透骨草、红花、七叶一枝花各 30 克。

【制法】水煎汤。

【用法】加食醋泡洗患处。

【主治】足跟痛。

熟地牛膝汤

【组成】熟地、狗脊、牛膝、赤芍、威灵仙各 9 克，丝瓜络 15 克，鹿角胶（烊化）6 克。

【制法】水煎。

【用法】每日 1 剂，早晚分服。

【主治】跟骨骨刺。

足浴方

【组成】艾叶、炙川乌、炙草乌、威灵仙、川牛膝、川黄柏、三棱、莪术各 20 克，海桐皮、透骨草各 30 克，肉桂、红花、冰片各 15 克。

【制法】上药（除冰片外）放入较大容器内，加水浸没半小时至 1 小时，再加水适量，煮沸后再煮 15~20 分钟，去渣留汤。

【用法】加入冰片搅匀，趁热将患足置于盆上熏蒸，待药汤降温适度，放入患足外洗，时间超过半小时。每日1次，每剂用2次，10次为1个疗程。

【主治】各种原因引起的足跟痛。

南星半夏散

【组成】生南星、生半夏、生草乌、细辛各等份，鸡蛋清适量。

【制法】先将前 4 味药研为极细末后，装入瓶内备用，用时，以鸡蛋清调药粉成糊状，外涂患处，卧床休息。

【用法】每日换药 1 次。另可用黑膏药或凡士林等，在火上烤化，掺入药粉适量调匀，趁热贴患处，外用绷带或者胶布固定。3~5 天换药 1 次。

【主治】跟骨骨刺。

威灵仙姜醋外用方

【组成】威灵仙 50 克，生姜 10~15 克，米醋适量。

【制法】将威灵仙、生姜洗净捣烂，

加入米醋调成糊状，敷于足跟痛处，外用纱布、胶布包扎固定。

【用法】每日换药1次，连用5~7次。

【主治】足跟痛。

白芷散外敷

【组成】白芷、白芥子、川芎各适量。

【制法】上药以3∶1∶1用量研末组成。洗净足跟部，取白芷散适量，醋调成稠膏状，敷于患处，面积约1枚硬币大小，外以伤湿止痛膏覆盖。

【用法】3天换药1次，一般1~2次即可见效。可连续应用1~10次或以上。

【主治】本法对骨质增生引起的足跟肿胀疼痛有非常明显的消肿止痛效果。

骨刺煎外用

【组成】透骨草30克，威灵仙30克，生川乌、草乌各30克，川芎30克。

【制法】浓煎药汁，加醋适量浸泡患足30分钟。

【用法】每日1剂，连续使用5天，症状可明显改善。

【主治】对骨质增生引起的足跟肿胀疼痛有非常明显的消肿止痛效果。

大黄独活方

【组成】大黄、黄柏、威灵仙、独活、牛膝、透骨草各30克，芒硝5克，陈醋250克。

【制法】上方前6味药物用纱布包好，加冷水约3000毫升，煎开约半小时后取出药包，把药液倒入盆内，加入芒硝、醋搅匀。

【用法】熏洗时先以热气熏蒸，并用毛巾蘸药交替热敷痛处，待水温降至50%～60%时，将患足浸入盆内浸洗。若水温下降，可加温再洗，每次洗约1小时。每日1~2次。

【主治】各种原因引起的跟痛症。

毛囊炎

毛囊炎，又名发际疮。本病好发于发际或胡须处。多因湿热内蕴、化火，壅结于发际、胡须部所致。发际（颈后）初起一粟米大小疮粒，数目可多可少，此愈彼起，不断发生。

三黄膏

【组成】黄芩、黄柏、黄连各100克，樟脑20克，冰片6克，蓖麻仁100粒。

【制法】将前3味药焙干轧细面，樟脑、冰片研细末，蓖麻仁捣烂，以上6味药用香油调成糊状。

【用法】以适量敷于患处，1日3次。

【主治】多发性毛囊炎。

杏仁香油方

【组成】杏仁、香油各适量。

【制法】将杏仁去皮捣碎，研为细末，用香油调成糊状，涂敷患处。

【用法】每日2次。

【主治】毛囊炎。

五倍子冰片方

【组成】五倍子末3克，冰片1.5克，鸡蛋黄2个。

【制法】先将鸡蛋煮熟取出蛋黄，捣碎放在铁勺里，用文火炒至蛋黄变焦，然后用武火炒至出油，去渣取油，再把五倍子末、冰片研匀调入蛋黄油内，成粥状备用。

【用法】用时，局部洗净，把配好的蛋黄油涂患处，每日1~2次至痊愈为止。

【主治】毛囊炎。

苦参艾叶汤

【组成】苦参30克，艾叶、薄荷、川椒各20克，白矾10克，黄柏3克。

【制法】加水浓煎，滤取药液，趁热外洗患部。

【用法】每日1剂，每日洗3次，煎液洗后保留，下次加热再用。

【主治】毛囊炎。

侧柏膏

【组成】侧柏叶30克，白矾10克，鸡蛋清2个。

【制法】将侧柏叶洗净，加入白矾（研末），共捣烂，再加入鸡蛋清调成软膏状，备用。

【用法】用时将患处局部用温开水洗净后，再取此膏涂敷患处，用塑料薄膜或纱布包扎。每日换药1次。一般用药2~4次后即获痊愈。

【主治】毛囊炎。

藤黄酊

【组成】藤黄30克，夏枯草40克，苦参20克，冰片5克，75%乙醇500毫升。

【制法】将前4味药共研为极细末，入75%乙醇中浸泡7天后即可取用。

【用法】用棉签蘸此酊反复涂擦患

处，每日涂 2 或 3 次。一般用药 3~5 天即获痊愈。

【主治】毛囊炎。

三白膏

【组成】白及、白蔹、白矾各等份。

【制法】上药共研细末，储瓶备用。

【用法】用时先用生理盐水或过氧化氢溶液清洗患部，洗去脓液，清洁创面，再以植物油将药粉调成糊状，涂敷患处。每日涂1次。一般用药2或3天即可痊愈。

【主治】毛囊炎。

五连膏

【组成】五倍子末、黄连粉各 100 克，冰片 10 克，蜂蜜 300 毫升。

【制法】将上药混匀，调和成膏状，储瓶备用。

【用法】用时先将患处洗净（若患处头发过长者可剃去）后，再取此膏涂擦患处，每日涂1或2次，直至治愈为止。一般用药1周即愈。

【主治】毛囊炎。

大绿膏

【组成】绿豆 30 克，大黄 15 克，蜂蜜 50 克。

【制法】将绿豆、大黄共研为细末，加入蜂蜜调成糊状敷于疮面，厚约1毫米，上药范围应超过疮面2厘米为佳。外以敷料、胶布固定。

【用法】每日换药 1 次。一般敷药 2~5 次即可痊愈。

【主治】毛囊炎。

凡士林黄连方

【组成】凡士林 200 克，黄连 30 克。

【制法】将黄连研成细末，加凡士林调匀，涂敷患处。

【用法】每日 2~3 次。

【主治】适用于毛囊炎。

第三章

五官科

中华传统养生智慧

结膜炎

结膜炎是以细胞浸润与渗出为特征的结膜炎症，多具有传染性。临床以眼分泌物增多与结膜充血为主要症状，一般无剧烈疼痛，仅有异物感、烧灼感、刺痛感，还可能有不同程度的畏光流泪。现在大部分结膜炎为单发性的，只对治疗无效的特殊病例才做渗出物培养、结膜上皮刮片检查。常见的结膜炎有以下病型：急性细菌性、病毒性、泡性、流行性、出血性、沙眼、变态反应性及慢性结膜炎。

中医所称的“暴风客热”“天行赤眼”“白涩症”“目痒”“赤丝虬脉”等均属于结膜炎范畴，基本病机为风热邪毒侵目所致。治以疏解外邪，清热解毒为主。

复方菊花煎

【组成】菊花、密蒙花、谷精草、桑叶、生地、赤芍各9克，山栀、川黄连、桔梗各6克，金银花、连翘、茅根各15克。

【制法】水煎。

【用法】每日1剂，早晚分服。

【主治】急性结膜炎，证见两目红肿疼痛，有异物感，分泌物多，视物不清。

复方黄连散

【组成】飞浮石500克，黄连22克，月石16克，轻粉15克，朱砂6克，梅片50克，珍珠3克，胡椒1粒。

【制法】上药分别各研极细末，然后混合再研，以色泽均匀为度，装入瓷瓶备用。

【用法】以细玻璃棒1根，一端用冷开水打湿，蘸药末少许，点于内眼角内，闭目数分钟，每日3～5次。

【主治】急、慢性结膜炎，流泪，睑缘赤烂，沙眼，眼痒如虫行等。

黄柏菊花汤

【组成】黄柏30克，菊花15克。

【制法】加开水500毫升，浸泡2小时，用纱布过滤，外敷或洗涤患眼。

【用法】每日2次，每次约10分钟。

【主治】结膜炎。

侧柏叶方

【组成】鲜侧柏叶适量，蜂蜜少

量，冰片少许。

【制法】侧柏叶捣烂，加蜜与冰片，再捣研均匀。

【用法】敷眼，1 日 3 次。

【主治】急性结膜炎初发。

丁香花水

【组成】鲜丁香花叶 30 克。

【制法】水煎，澄清。

【用法】分 2~3 次洗眼。

【主治】急性结膜炎。

人乳黄连水

【组成】黄连 3 克，人乳适量。

【制法】将黄连捣碎，放干净杯中，加人乳，盖好，放锅内蒸透。

【用法】取汁点眼，1 日 3 次。

【主治】用于急性结膜炎症状较重者。

祛风止痒方

【组成】防风 5 克，野菊花、桑白皮、地骨皮、丹皮、黄芩、绵茵陈、地肤子、白鲜皮、决明子、刺蒺藜各 10 克，甘草 3 克。

【制法】水煎。

【用法】每日 1 剂，日服 2 次。轻症 15 剂 1 个疗程，重症 30 剂 1 个疗程，儿童剂量酌减，翌年春季再服中药 15 剂。

【主治】春季卡他性结膜炎。

龙胆草柴胡汤

【组成】龙胆草、柴胡、黄芩、山栀、黄连、蒲公英、生地、石膏、知母、大黄、元明粉、枳壳、木通各 10 克。

【制法】水煎。

【用法】内服。10 剂为 1 个疗程。

【主治】细菌性角膜炎。

祛风明目方

【组成】归尾12克，赤芍9克，生地12克，菊花12克，薄荷9克，夏枯草15克，大黄2克，荆芥9克，防风9克，甘草3克。

【制法】水煎。

【用法】每日 3 次。

【主治】适用于过敏性结膜炎。

加减桑菊饮

【组成】冬桑叶 15 克，菊花 15 克，薄荷 10 克，防风 10 克，蝉蜕 6 克，赤芍 15 克，黄芩 10 克，甘草 6 克。

【制法】水煎。

【用法】早晚分服。

【主治】急性结膜炎风重于热：初起即见眼睑浮肿，痒痛多泪，白睛红赤不甚，眵少。

硼砂冰片散

【组成】硼砂 30 克，冰片 1 克。

【制法】上药共研细末，用玻璃棒蘸药末点眼。

【用法】每日 3 次。

【主治】适用于急性结膜炎。

结膜炎熏剂

【组成】菊花6克，银花6克，蒙花6克，荆芥9克，冰片0.5克，薄荷5克。

【制法】水煎。

【用法】熏洗双眼，每日 3 次。

【主治】适用于过敏性结膜炎，春季卡他性结膜炎。

赤眼方

【组成】桑叶 10 克，菊花 10 克，银花 10 克，柴胡 10 克，杭芍 10 克，决明子 10 克，防风 10 克，生地 10 克，地骨皮 10 克，厚朴 10 克，谷精草 10 克，钩藤 10 克，焦楂 10 克。

【制法】水煎。

【用法】每日 3 次。

【主治】眼红肿痛，畏光流泪，沙涩难开，头痛眩晕，口苦耳鸣，便秘尿赤。

白内障

白内障是常见眼病和主要致盲原因之一，其中老年性白内障是最常见的白内障。本病是在全身老化、晶体代谢功能减退的基础上由于多种因素形成的晶体疾患。近年的研究说明，遗传、紫外线、全身疾患（如高血压、糖尿病、动脉粥样硬化）、营养状况等因素均与其有关。当各种原因引起晶状体囊渗透性改变及代谢紊乱时，晶体营养依赖的房水成分改变，而使晶体变为混浊。中医称为“圆翳内障”“白翳黄心内障”等，认为本病多因年老体弱，肝肾两亏，精血不足，或脾失健运，精不上荣所致。另外，部分因肝经郁热及湿浊上蒸也可致病。

消翳丸

【组成】熟地 80 克，山萸肉、山药各 10 克，首乌、玉竹、白芍、女贞子、谷精草、桑葚子、麦冬、黄芪、枸杞子各30克，当归、黄精、石决明各40克，五味子、丹参各20克。

【制法】上方17味药一同研细粉，炼蜜为丸，每粒丸重9克。

【用法】每日早晚餐后服2丸，30日为1个疗程。

【主治】老年性白内障。

人参生地丸

【组成】人参、生地、茺蔚子各60克，石决明、桔梗、车前子、白芍各30克，细辛15克，大黄9克。

【制法】将上药共研成细末，等量蜜制成丸，每丸9克。

【用法】早晚各服1丸。3个月为1个疗程。

【主治】老年性白内障。

珍珠散

【组成】珍珠末1克。

【制法】水煎。

【用法】口服珍珠末每次1克，每日3次，2周为1个疗程。视力提高再服2周，以后改为每次1克，每日1次，维持半年。

【主治】老年性白内障。

扁豆大枣汤

【组成】白扁豆60克，大枣15枚。

【制法】水煎。

【用法】每日1剂。早晚分服。

【主治】用于预防及延缓白内障的发展。

枸杞熟地汤

【组成】枸杞子、熟地、黄精、首乌各15克，云苓、菟丝子、楮实子各12克，海藻、昆布各10克。

【制法】水煎。

【用法】每日1剂，分2次温服。

【主治】老年性白内障。

沙眼

沙眼是由沙眼衣原体感染所引起的一种慢性传染性眼病。临床主要表现为：眼睑结膜粗糙不平，形似沙粒，有发痒、流泪、怕光、疼痛、分泌物多、异物感等症状，后期可并发他病而影响视力，甚至失明。中医称本病为“椒疮”，基本病机为风湿热邪侵及眼睑，导致睑结膜血络瘀滞。

黄胆滴眼液

【组成】黄柏、西瓜霜各10克，胆矾0.1克，乌梅0.5克。

【制法】取水300毫升，煮沸半小时，过滤约100毫升。

【用法】每日点眼3~4次，每次1~2滴。

【主治】清热明目。适用于沙眼，痛痒，眵多，流泪。

银花清沙液

【组成】银花、菊花各18克，生地、连翘、木贼、山栀各12克，红花6克，生甘草9克。

【制法】水煎。

【用法】每日1剂，每剂第3煎用于外洗，凉水煎药，水开后30分钟即可。服药期间忌食油腻。一般服用6~9剂。

【主治】沙眼。

瓜元汤

【组成】西瓜霜30克，霜桑叶、元明粉各15克。

【制法】用2碗清水煎，水过滤澄清即成。

【用法】将制成药汁放入面盆中，然后将头俯面盆上趁热先薰5~10分钟，趁温再洗3~5分钟。

【主治】沙眼。

夜凤汤

【组成】夜明砂、决明子、蝉蜕各9克，凤凰壳6克。

【制法】以米醋将药煎服。

【用法】每天2次。

【主治】治一切新老沙眼痒甚。

苦瓜霜

【组成】苦瓜1个（大而熟的），芒硝15克。

【制法】将苦瓜去子留瓤，装入芒硝，悬于通风处，数日后瓜外透霜，刮取备用。

【用法】每用少许点眼，早晚各点1次。

【主治】沙眼。

桑叶玄明粉洗方

【组成】桑叶15克，玄明粉10克。

【制法】将以上2味药加水煎煮5分钟，去渣澄清，备用。

【用法】温洗患眼，每日2次。

【主治】沙眼。

海螵蛸擦剂

【组成】海螵蛸适量，利福平眼药

水1瓶。

【制法】将海螵蛸清理干净备用。

【用法】用海螵蛸摩擦眼睑结膜后，加用利福平眼药水。

【主治】用海螵蛸可清除沙眼衣原体，利福平有抑毒作用。

蒲公英大蒜汤

【组成】蒲公英60克，大蒜10克，金银花、野菊花各15克。

【制法】将蒲公英、金银花、野菊花洗净，大蒜剥皮，加水煎汁，取汁，之后再加水煎，取汁。

【用法】每日1剂。头煎内服，第2煎则熏洗患眼。

【主治】沙眼。

野菊桑叶滴眼露

【组成】野菊花、桑叶各10克，白朴硝5克。

【制法】将野菊花、桑叶和白朴硝加适量水煎煮，取药液一大碗，澄清后分成5份备用。

【用法】每日1剂，分3次点眼。

【主治】沙眼。

睑腺炎

麦粒肿又称睑腺炎，是指眼睑生小疖肿，形似麦粒，易于溃脓的一种眼病。因发病部位不同，又分内麦粒肿和外麦粒肿两种，内麦粒肿是睑板腺的发炎，外麦粒肿是睫毛毛囊或其附近皮脂腺的发炎。本病多由葡萄球菌感染所致。患者以青少年较多见。体质虚弱，或有近视、远视及不良卫生习惯者最易发病。中医学称本病为“土疳”，俗称“针眼”。本病多因过食辛辣刺激性食物，脾胃蕴热，郁久化火，或外受风热火毒，热毒上攻睑胞，使气血壅滞而成。初起因气血壅滞而成红肿，久则热盛肉腐，化脓溃破，脓出则肿痛渐解。治疗本病，红肿期应清热解毒，活血化瘀，以促进消散；化脓期应解毒排脓，以促进生肌收口。

天南星生地膏

【组成】天南星、生地各等份。

【制法】将上药共研为细末，用蜂蜜调匀即成。

【用法】外敷同侧太阳穴。

【主治】麦粒肿。

樱桃核方

【组成】樱桃核适量。

【制法】磨水成浓汁。

【用法】搽患处。1 日 3 次。

【主治】治疗麦粒肿。

决明子方

【组成】决明子 30 克。

【制法】加水 1000 毫升，煎至 400 毫升，1 次服下。

【用法】1 日 1 剂，小儿酌减。

【主治】麦粒肿。

石榴叶绿豆汤

【组成】石榴叶 10 克，绿豆 30 克，白糖适量。

【制法】水煎。

【用法】每日 2 剂，连服 5~7 日。

【主治】用于麦粒肿。本病多见于青少年，好反复发作，初起眼睑发红，微痒，逐渐呈麦粒大小脓肿，日久可化脓，肿块变软，局部红肿明显。

退赤消肿方

【组成】金银花、野菊花各 15 克，生甘草 6 克。

【制法】将上述药物置于约 250 毫升容器中，开水冲泡。

【用法】立即熏蒸患眼局部，10~15 分钟后，当茶饮服，每日 3 次，1 次 1 剂，儿童剂量酌减。治疗期间禁食烟酒、辛辣之品。

【主治】麦粒肿。

醋调生地汁

【组成】鲜生地 20 克，醋适量。

【制法】将鲜生地洗净捣汁，与等量醋调匀。

【用法】搽涂患处，每日 3~4 次。

【主治】适用于麦粒肿，对红肿疼痛，并有明显睑肿者特别有效。

黄芩解毒方

【组成】黄芩 40 克，薄荷 10 克。

【制法】水煎。

【用法】症状轻者 1 日 1 剂，重者 1 日 2 剂，早、晚各服 1 次。儿童按年龄酌减，薄荷入煎时宜后下，3 日为 1 个疗程。

【主治】麦粒肿。

茱萸散

【组成】吴茱萸粉适量。

【制法】中药吴茱萸研细粉，过筛，用适量食醋调成膏状，置于敷料上，每晚睡前贴敷双足的涌泉穴，晨起取掉。

【用法】患眼局部点 0.25% 氯霉素眼药水，每日 4 次，睡前用红霉素眼膏点眼 1 次。如有轻度发热等全身症状者可口服头孢菌素，按 30 毫克 / 千克 / 日剂量，每日分 3~4 次口服。

【主治】儿童麦粒肿。

消毒丸

【组成】木通、滑石各 12 克，黄芩、连翘各 9 克，瞿麦、大黄、蝉蜕各 6 克，生甘草 3 克。

【制法】水煎。

【用法】每日 1 剂，分 2 次服用。

【主治】麦粒肿。

二天膏

【组成】天花粉、天南星、生地黄、蒲公英各等份。

【制法】将上药烘干后共研为细末，用食醋和液状石蜡调和成软膏状，经高压消毒后备用。

【用法】用时取此膏适量涂在纱布或胶布上敷贴局部，每日换药 1 次。一般用药 1~5 次即获得痊愈。

【主治】睑腺炎。

银花地丁汤

【组成】紫花地丁、金银花各 10 克，大黄 5 克，全蝎、甘草各 3 克。

【制法】水煎。

【用法】每日 1 剂，日服 2 次。

【主治】睑腺炎。

银花柔菊汤

【组成】金银花、茶叶、菊花各 20 克，黄连、防风、当归尾、赤芍各 9 克。

【制法】上药加水 700 毫升，煎至 400 毫升，趁热熏洗患眼。

【用法】每日 1 剂，每日 3 次，每次熏洗 15~30 分钟。

【主治】睑腺炎。

青光眼

青光眼是指由于眼压增高而引起的视盘损害和视功能障碍的一种眼病。正常眼压在 10~21 毫米汞柱，如在 21~24 毫米汞柱之间，则为青光眼无疑。青光眼因眼压升高，能引起视盘凹陷、视野缺损，最后可能导致完全失明。本病任何年龄均可发生，但以40岁以上者见多，女性多于男性。根据发病情况，一般可分为原发性青光眼（闭角型、开角型）、继发性青光眼、混浊性青光眼和先天性青光眼。

本病症状为视物模糊不清，有虹视现象，或视力急剧下降，甚至仅存光感，伴眼剧烈疼痛，同侧头痛，眼眶鼻额牵痛；或伴指压眼球较硬、眼压增高，一般多在清晨或夜间明显。晚期可见视盘凹陷或萎缩，口干。

中医统称为"绿风内障"，基本病机为情志抑郁，气机郁结，肝胆火炽，神水积滞等所致。

菊明汤

【组成】木贼草12克，牡蛎、石决明各15克，菊花30克，夜明砂10克。

【制法】先把药用水浸泡30分钟，再放火上煎30分钟，每剂煎2次，将2次煎药液混合。

【用法】每日1剂。早晚分服。

【主治】适用于青光眼，高血压。证见头痛或眩晕，眼痛，视力障碍，目红，便秘，舌红，脉弦数等。

当归川芎汤

【组成】当归、地龙、黑地榆各12克，川芎、桃仁、鸡内金、僵蚕各6克，红花10克，黑栀子13克。

【制法】水煎。

【用法】每日1剂。早晚分服。

【主治】适用于青风内障（原发性青光眼）。

黄芪生地煎

【组成】黄芪、生地、茯苓各30克，车前子、地龙各20克，红花、赤芍各10克，甘草5克。

【制法】水煎。

【用法】每日1剂，分早晚2次口服。

【主治】青光眼术后。

桑菊膏

【组成】桑叶、菊花各50克，蜂蜜200克。

【制法】将桑叶、菊花放入铝锅内，加水适量，煎沸30分钟，滤取药液，再加水煎沸30分钟，滤取药液；将2次药液合并，以文火熬炼至浓稠，加入蜂蜜，再熬炼至浓稠即成。

【用法】每服 1 匙，每日 2 次。

【主治】用于风热型青光眼。

羚羊菊花饮

【组成】羚羊角 3 克，菊花 20 克，决明子 25 克，五味子 15 克。

【制法】水煎。

【用法】频频代茶饮。

【主治】慢性单纯性青光眼。

芦荟丁香散

【组成】芦荟 60 克，丁香、黑丑、野菊花、决明子各 50 克，磁石 100 克。

【制法】将上药共研为极细末，过 120 目筛后，装入胶囊，每粒 0.3 克。

【用法】每服 3~5 粒，宜早、中、晚饭后用白开水送服。

【主治】青光眼。

明目汤

【组成】青葙子10克，生地黄15克，陈皮6克。

【制法】水煎。

【用法】每日 1 剂，日服 3 次，或制为粗末，放入保温杯中，冲入沸水，加盖焖 30 分钟即可。代茶饮用。

【主治】青光眼。

羊肝丸

【组成】羊肝（竹刀切片、焙干）1 具，黄连、制香附各 30 克，熟地黄 60 克。

【制法】上药共研极细末，炼蜜为丸如梧桐子大，备用。

【用法】每次服 50~70 丸，日服 3 次，茶水送服。

【主治】青光眼（肝气郁结型）。

羌活汤

【组成】羌活 15 克，羚羊角粉（分 2 次冲服）（代）1.5 克。

【制法】将羌活制为粗末，放入保温杯中，冲入沸水，加盖焖 30 分钟即可。

【用法】每日 1 剂，代茶频饮，并分 2 次冲服羚羊角粉。

【主治】青光眼。

红眼病

流行性出血性结膜炎是一种暴发流行的、剧烈的急性结膜炎，俗称“红眼”，多发生于夏秋季节，其致病的病原体为肠道病毒 70 型。本病特点是发病急、传染性强、刺激症状重，结膜高度充血、水肿，合并结膜下出血、角膜损害及耳前淋巴结肿大。

消赤汤

【组成】柴胡、木通、紫草、大青叶、大黄、菊花、川芎、赤芍、荆芥各10克，薄荷（后下）、甘草各6克，石膏30克（先煎）。

【制法】将上药以水煎煮，取药汁。

【用法】每日1剂，分2次服用。

【主治】红眼病。

祛红方

【组成】秦皮、川黄柏、川椒各9克，荆芥5克，防风、薄荷（后下）各6克。

【制法】将以上6味加水煎煮至沸，去渣。

【用法】趁热先熏后洗患眼，每日3次，每次20~30分钟。

【主治】红眼病。

退红散

【组成】虎杖、蜂蜜各30克，板蓝根20克。

【制法】将虎杖、板蓝根洗净，入锅，加适量水，大火煮沸，再改小火煎煮30分钟，取汁，待药汁转温后加入蜂蜜搅匀即成。

【用法】每日1剂，分早晚2次服用。

【主治】红眼病。

红眼病洗剂

【组成】淡竹叶、栀子仁、车前草各9克，黄连15克，青黛5克，红枣20枚。

【制法】将以上6味加水浓煎，去渣，倒入洗眼杯中备用。

【用法】温洗眼部，每日6次，以愈为度。

【主治】红眼病。

疏风散热散

【组成】银花、连翘、野菊花、夏枯草各15克，竹叶、薄荷（后下）、桔梗、牛蒡各9克，芦根18克，甘草3克。

【制法】将上药以水煎煮，取药汁。

【用法】每日1剂，分3次服用。

【主治】红眼病。

大青叶薄荷汁

【组成】大青叶、薄荷（后下）各15克。

【制法】用以上2味加水煎煮，

去渣。

【用法】温洗眼部，每日 3 次。

【主治】红眼病。

蜂蜜滴眼液

【组成】新鲜蜂蜜 100 克，无菌蒸馏水 300 毫升。

【制法】取纯净的新鲜蜂蜜 100 克，加入无菌蒸馏水 300 毫升，配成 1 ∶ 3 的蜂蜜稀释液，装入无菌盐水瓶内，放入手提式高压无菌锅内消毒 30 分钟，取出冷却后，分装入氯霉素眼药瓶内（便于保存、使用），置阴凉干燥处备用。

【用法】滴入病眼，每日 6 次，每次 1 滴。

【主治】红眼病。

菊花猪肝膏

【组成】猪肝 500 克，清汤 1000 克，鸡蛋 3 个，鲜菊花 10 克，料酒、盐、味精各适量。

【制法】将猪肝洗净后用刀背砸成泥状，加入适量清汤及鸡蛋清、料酒、盐、味精，搅匀后放上笼蒸，在蒸的过程中掀盖撒上洗净的鲜菊花，等猪肝膏熟后，将其余清汤和调料烧沸调好，浇入盛猪肝膏的碗中拌匀即成。

【用法】佐餐食用。

【主治】红眼病。

舒肝明目散

【组成】当归、生地黄、黄芪各 30 克，天花粉、玉竹、王不留行、白芍各 20 克，天冬、麦冬各 15 克，龙胆草、皂角刺各 10 克。

【制法】将上药以水煎煮，取药汁。

【用法】每日 1 剂，分 2 次服用。

【主治】红眼病。

益气生津汤

【组成】黄芪 50 克，麦冬 30 克，党参、生地黄、玄参、北沙参、当归、白芍各 15 克，熟地黄 25 克，女贞子 24 克，炒白术 12 克，川石斛 2 克。

【制法】将上药以水煎煮，取药汁。

【用法】每日 1 剂，分早晚 2 次服用。30 剂为 1 个疗程。

【主治】红眼病。

杞菊地黄汤

【组成】枸杞子、菊花各6克，泽泻、茯苓、牡丹皮、珠儿参、太子参各9克，淮山10克，生地黄、熟地黄各15克，蝉衣3克。

【制法】将上药以水煎煮，取药汁。

【用法】每日 1 剂，分 2 次服用。

【主治】红眼病。

凉拌胡萝卜

【组成】胡萝卜丝 150 克，绿豆芽 200 克，葱丝 50 克，盐、白糖、醋、味精各适量。

【制法】绿豆芽去根洗净，入沸水煮 2 分钟捞起沥干；油锅烧热，爆香葱丝，倒入胡萝卜丝，翻炒数下盛起，待凉后拌入绿豆芽中，加盐、白糖、醋、味精调味即成。

【用法】佐餐食用。

【主治】红眼病。

决明茅术散

【组成】决明子（炒煅）15 克，茅术片（盐水拌，晒干）、车前子各 5 ~ 10 克，猪肝 150 克（不落水）。

【制法】先将上药共研细末，把猪肝切一条缝，纳入上药，用线扎住，放饭锅中煮熟。

【用法】用时先令患者两目趁热熏之，然后食猪肝。通常情况下，轻者 1 剂即可见效，重者 3 剂即可见效。

【主治】红眼病。

菠菜谷精草炖羊肝

【组成】菠菜 500 克，羊肝 1 个，谷精草 15 克。

【制法】将菠菜、羊肝洗净，与谷精草一同加水煮熟。

【用法】食肝饮汤，每日 1 剂，连服 3~4 剂可见效。

【主治】红眼病。

枸杞叶煮猪肝

【组成】猪肝 200 克，鲜枸杞叶 150 克。

【制法】先将猪肝洗净切条，同枸杞叶共煮至熟即可。

【用法】饮汤食肝，每日 2 次。

【主治】红眼病。

消盲汤

【组成】苍术 10 克，枸杞子 15 克，女贞子、谷精草各 12 克。

【制法】将上药以水煎煮，取药汁。

【用法】每日 1 剂，分 3 次服用。

【主治】红眼病。

夜明砂当归羊肝丸

【组成】夜明砂 250 克，当归 120 克，木贼 200 克，蝉蜕 100 克，羊肝 500 克。

【制法】将上药制成蜜丸。

【用法】每次 10 克，每日 2 次。

【主治】红眼病。

红番薯叶羊肝汤

【组成】红番薯叶150克，羊肝200克。

【制法】红番薯叶洗净，切碎，羊肝切片，加水同煮至熟。

【用法】食肝饮汤，每日1剂，连服3日。

【主治】红眼病。

蜂蜜蒸鸡肝

【组成】鸡肝1个，蜂蜜1小杯。

【制法】鸡肝加蜂蜜，入锅蒸熟。

【用法】每日吃1次。

【主治】红眼病。

牛肝苍术饮

【组成】牛肝150克，苍术15克。

【制法】将牛肝与苍术共煎汤。

【用法】每天1剂，早晚各1次。

【主治】红眼病。

酱油兔肝

【组成】鲜兔肝1具，酱油少许。

【制法】兔肝切片，加水煮熟即可。

【用法】蘸酱油食用。

【主治】红眼病。

猪肝菊花汤

【组成】猪肝片120克，菊花、青葙子各9克，淮山15克，盐、味精各适量。

【制法】将各味混合，按常法煮煎成肝汤，加盐、味精调味即可。

【用法】每日1剂，吃肝喝汤。

【主治】红眼病。

老花眼

老花眼即老视，是一种生理现象，不是病理状态也不属于屈光不正，是人们步入中老年后必然出现的视觉问题，也是身体开始衰老的信号之一。随着年龄增长，眼球晶状体逐渐硬化、增厚，而且眼部肌肉的调节能力也随之减退，导致变焦能力降低。因此，当看近物时，由于影像投射在视网膜时无法完全聚焦，看近距离的物件就会变得模糊不清。老花眼的发生和发展与年龄直接相关，大多出现在45岁以后，其发生早晚和严重程度还与其他因素有关，如原先的屈光不正状况、身高、阅读习惯、照明以及全身健康状况等。即使注意保护眼睛，眼睛老花的度数也会随着年龄增长而增加，一般是按照每

5 年加深 50 度的速度递增。根据年龄和眼睛老花度数的对应表，大多数本身眼睛屈光状况良好，也就是无近视、远视的人，45 岁时眼睛老花度数通常为 100 度，55 岁提高到 200 度，到了 60 岁左右，度数会增至 250 度到 300 度，此后眼睛老花度数一般不再加深。

苹果芦柑蛋奶

【组成】苹果、芦柑、鸡蛋各 1 个，牛奶 200 毫升，蜂蜜 10 毫升。

【制法】将苹果和芦柑切成小块，一起放入榨汁机中榨成混合汁待用。将鸡蛋打入碗中搅匀待用。将牛奶倒入锅中，用中火煮至快沸腾时加入搅匀的鸡蛋，煮沸后离火，然后趁热加入混合汁和蜂蜜，搅拌均匀即成。

【用法】此饮料可早晚各饮 1 次。

【主治】适用于老花眼的治疗。

黑豆粥

【组成】黑豆、粳米各 100 克，浮小麦 50 克。

【制法】将浮小麦用纱布包好与黑豆一起入锅加水煎煮，待黑豆煮开花后，取出装有浮小麦的纱布包，再加入粳米煮粥，煮熟即成。

【用法】此粥可天天早晚各食用一次。

【主治】适用于各型老花眼病人，常吃此粥还有防治高血压、增强老年人体质的作用。

西红柿黄瓜汁改善老花眼

【组成】黄瓜、西红柿各 150 克，柠檬汁 5 毫升。

【制法】将黄瓜和西红柿切碎，一起放入榨汁机中榨成混合汁，再在此混合汁中加入柠檬汁，搅拌均匀即成。

【用法】此饮料可早晚各饮 1 次。

【主治】对改善老花眼有效。

枸杞叶猪肝汤

【组成】枸杞叶100克，猪肝200克，调味品适量。

【制法】将枸杞叶洗净待用。将猪肝洗净切片，放入煮沸的汤锅中，再加入料酒、姜末、葱花等调料，煨煮 30 分钟，待猪肝煮熟后加入洗净的枸杞叶，再煮 10 分钟左右即成。

【用法】此菜可天天佐餐食用。

【主治】滋肾，养肝，明目。适用

于肝肾不足型老花眼病人。

芹菜鲜藕黄瓜汁

【组成】芹菜、鲜藕各 150 克，黄瓜 100 克，柠檬汁 5 毫升。

【制法】将芹菜、鲜藕和黄瓜切碎，放入榨汁机中榨成混合汁，再在此混合汁中加入柠檬汁，搅拌均匀即成。

【用法】此饮料可早晚各饮 1 次。

【主治】适用于老花眼的治疗。

浴眼按摩法缓解老花眼

【用法】两手轻握拳，两拇指弯曲，用拇指背分擦两上眼睑10~20次；然后用两手拇指按揉两侧太阳穴，顺逆时针各按揉10余次；最后用右手拇指、食指捏住两眉之间的印堂穴，捏揪10余次，再用左手从后头发际向下捋到颈部10余次。通常应用此法按摩后，自觉眼部舒适，视物清晰。

【主治】长期坚持，老年人可防治老花眼、眼睑下垂、老年性白内障等；中年人可防治各种眼底病、消除眼肌疲劳；青少年可防治近视、远视、弱视等。

胡萝卜苹果豆浆

【组成】胡萝卜、苹果各 50 克，豆浆 200 毫升，柠檬汁 5 毫升。

【制法】将胡萝卜、苹果切碎，与豆浆同时放入榨汁机中榨成混合汁，再在此混合汁中加入柠檬汁，搅拌均匀即成。

【用法】此饮料可早晚各饮 1 次。

【主治】对老花眼治疗有效。

常拍头部的承光穴

【用法】以中指与鼻靠齐，四指并拢，往上插入头发中，中指根部顶住前发际时，小指尖、食指第一指节所对应的部位，就是两边的承光穴。先搓热两手，以两手心对准两侧承光，按一定节奏拍击，节奏以连续2次或3次为宜，持续1~2分钟，15天后眼睛会有舒适感，长期坚持可改善老花眼。

【主治】有效缓解老花眼。

女贞子粥

【组成】女贞子、枸杞子各 50 克，粳米 300 克，冰糖适量。

【制法】先将女贞子和枸杞加清水小火煮沸 30 分钟，然后去渣留汁，再将粳米一起加入上药汁中煎煮成粥。

【用法】每天早晚食用。

【主治】有治疗眼花的功效，尤其适用于肝肾阴虚所致的眼花。

芝麻花生豆奶

【组成】黑芝麻15克，花生仁25克，豆粉50克。

【制法】先将黑芝麻、花生仁一起入锅炒熟，研成细末待用。将豆粉入锅加适量清水煮沸，再加入花生仁末和黑芝麻末，搅拌均匀即成。

【用法】此豆奶可早晚各饮1次。

【主治】补气养血，健脾益气。适用于气血两虚型老花眼病人。

桑麻汤

【组成】桑叶10克（干品），黑芝麻20克。

【制法】加水300毫升煎煮15分钟，去渣取汁，用桑叶汁冲服炒熟碾碎的黑芝麻20克。

【用法】每天早上空腹食用。长期坚持，效果更好。

【主治】防止眼花加重。

桑叶敷眼预防眼花

【组成】鲜桑叶4片（大约15克）。

【制法】洗净后捣碎成泥，分成2份摊在2块薄纱布上。

【用法】闭目分别敷贴在眼皮上，每次15分钟。长期坚持敷眼，可以延缓老人眼花和视力下降。

【主治】有效防止老花眼。

桑葚糖

【组成】桑葚500克（鲜品加倍），白糖500克。

【制法】将桑葚捣成泥状，与白糖500克加水适量共熬，待糖液泛黄并能提起细丝时，倒在涂有麻油的干净玻璃或瓷砖上，待冷却后切成糖块。

【用法】随时含服。

【主治】此方对滋补肝肾亏虚有疗效，对老花眼预防有效。

枸杞鸡蛋羹

【组成】枸杞子20克，鸡蛋2只。

【制法】将鸡蛋去壳，与枸杞子一起搅拌均匀，蒸至鸡蛋熟透即成。

【用法】可随意服用。

【主治】将枸杞子与鸡蛋一起煮食，对预防和治疗中老年人的老花眼及因肝肾不足引起的头昏多泪等症状有很好的效果。

按五穴延缓眼花

【用法】1. 先分别用双手食指和中指点按双侧的攒竹穴（眉头凹陷中）和丝竹空穴（眉梢处的凹陷中），各点按48次。

2. 用双手食指点按双侧的睛明穴（内

眼角旁 0.1 寸），各点按 48 次。

3. 用拇指和食指捏双侧耳垂正中的耳垂穴（耳垂正中心），各捏 48 次。

4. 用拇指点按光明穴（下肢外踝上 5 寸处，腓骨前缘），左右侧两穴各点按 48 次。

【主治】长期坚持按摩，可以有效延缓中老年人眼花昏视。

慢性鼻炎

慢性鼻炎是因全身、局部或职业环境等因素引起鼻腔黏膜和黏膜下层的慢性炎症，包括单纯性鼻炎和慢性肥厚性鼻炎。前者临床表现为鼻塞（呈交替性和间歇性）、多涕（常为黏液性涕）；后者临床表现为严重鼻塞（多为持续性），鼻涕不多（较黏稠），不易擤出等。病变迁延不愈，可影响到嗅觉功能。

本病中医学属“鼻渊”“鼻鼽”“鼻槁”等范畴。多因素体肺脾气虚，卫外不固，加之调摄不慎，反复感受风寒或风热之邪，内外相合而成。临床主要分为风寒、风热和气滞血瘀等证型。

鼻炎灵

【组成】苍耳子、白芷、辛夷各 60 克，冰片粉 6 克，薄荷霜 5 克，麻油 500 毫升，液状石蜡 1000 毫升。

【制法】将麻油、苍耳子、白芷、辛夷同放锅内浸泡 24 小时后加热，待苍耳子、白芷、辛夷炸成黑色捞出，再下冰片粉、薄荷霜、液状石蜡搅匀，冷却后过滤，分装眼药水瓶内。

【用法】用时仰头滴鼻，每次滴 1~2 滴，日滴 1~2 次。

【主治】慢性鼻炎，萎缩性鼻炎，过敏性鼻炎，鼻窦炎。

清气肃鼻汤

【组成】近根丝瓜藤 15 克（切断晒干，微炒），黄芩 12 克，金银花 10 克，甘草 6 克。

【制法】水煎。

【用法】每日 1 剂。早晚分服。

【主治】慢性单纯性鼻炎，轻度肥厚性鼻炎和慢性上颌窦炎。

急性鼻炎

急性鼻炎又称伤风，临床极为常见。急性鼻炎因机体受凉、过劳、抵抗力降低（或鼻腔黏膜防御功能受到破坏）致使病毒侵入生长繁殖而产生的鼻腔黏膜急性卡他炎症，常伴有急性鼻咽炎（俗称“伤风”或“感冒”），为病毒飞沫传播所致。常见致病病毒有鼻病毒、腺病毒、流感和副流感病毒以及冠状病毒等。临床主要表现为鼻内干燥、烧灼和痒感，打喷嚏、流大量清鼻涕、鼻塞、嗅觉减退，可有发热、咽干、全身不适、鼻腔黏膜弥漫性红肿、流大量水样或黏液性分泌物（后期可为脓性分泌物）。

本病中医学称“伤风鼻塞”“急鼻窒”。多由风寒或风热之邪壅塞肺系、犯及鼻窍所致。

清气泻热通窍汤

【组成】桑叶 10 克，菊花 10 克，黄芩 10 克，生栀子 10 克，苍耳子 10 克，白芷 10 克，金银花 10 克，蔓荆子 6 克，芦根 12 克。

【制法】水煎。

【用法】早晚分服。

【主治】风寒束表，日久郁而化热，由表而里。症见发热加重、鼻塞、头胀痛、流黄脓涕等。

群芳煎

【组成】金银花 20 克，夏枯草 20 克，野菊花 15 克，辛夷花 12 克，玉簪花 6 克，黄芩 12 克，苦参 15 克，苍耳子 12 克，白蒺藜 12 克。另加药引：每月一花，正月用迎春花 9 克，二月加白玉兰花 9 克，三月加白桃花 9 克，四月加白芍药花 9 克，五月加石榴花 9 克，六月加白凤仙花 6 克，七月加白荷花 9 克，八月加银桂花 9 克，九月加白菊花 9 克，十月加白鸡冠花 9 克，十一月加白芙蓉 9 克，十二月加素心蜡梅花 9 克（或绿萼梅花亦可）。

【制法】水煎。

【用法】早晚分服。

【主治】鼻渊。

御风健鼻汤

【组成】苍耳子 6 克，蝉衣 6 克，防风10克，白蒺藜10克，肥玉竹10克，炙甘草4.5克，薏苡仁12克，百合12克。

【制法】水煎。

【用法】每日1剂。早晚分服。

【主治】用于鼻炎。

变态反应性鼻炎

变态反应性鼻炎可分常年性和季节性两种，常年性变态反应性鼻炎的典型症状是阵发性发作，鼻内发痒，连续喷嚏，大量清水样鼻涕，且有鼻塞和嗅觉减退等。季节性变态反应性鼻炎的症状比常年性者严重，多在花粉季节发生，症状呈持续性，除鼻部症状外，尚有眼痒、流泪、咽喉痒、哮喘等。本病类似中医学之鼻鼽。

益气固表汤

【组成】黄芪、防风、白术、党参、当归、柴胡、五味子、乌梅各适量。

【制法】水煎。

【用法】每日1剂。早晚分服。

【主治】变态反应性鼻炎。

固表温肺饮

【组成】生黄芪30克，炒白术、防风、干姜各10克，炙甘草20克。

【制法】开水冲服。

【用法】每日3次。

【主治】过敏性鼻炎，症属肺虚寒型。症见清晨或遇风寒则喷嚏连作，鼻流涕似水，就温得暖则减，面色㿠白、手足欠温、神乏气短等。

加味过敏煎

【组成】防风、银柴胡、乌梅、五味子、白芷、菖蒲、辛夷、菊花、细辛、生地、苍耳子、葛根各适量。

【制法】水煎。

【用法】每日1剂。早晚分服。

【主治】过敏性鼻炎（变态反应性鼻炎）。

加味桂枝汤

【组成】桂枝、甘草、蝉蜕各3克，徐长卿10克，白芍、荜澄茄各6克，生姜3片，红枣4枚。

【制法】水煎。

【用法】每日1剂。早晚分服。

【主治】用治过敏性鼻炎。

清热脱敏汤

【组成】紫草、茜草、旱莲草、徐长卿各 10 克，蝉蜕 3 克。

【制法】水煎。

【用法】早晚分服。

【主治】鼻鼽属热者，症见鼻痒、涕出黏稠，遇热而作、鼻黏膜潮红。

过敏煎剂

【组成】银柴胡 10 克，防风 10 克，乌梅 10 克，五味子 10 克，甘草 5 克。

【制法】水煎。

【用法】每日 1 剂。早晚分服。

【主治】过敏性鼻炎。

鼻窦炎

鼻窦炎为临床常见病，包括急性化脓性鼻窦炎和慢性化脓性鼻窦炎两类。

急性化脓性鼻窦炎是鼻窦黏膜的急性化脓性炎症，多继发于急性鼻炎。临床主要表现为鼻塞、多脓和头痛。临床上以上颌窦炎多见，次为筛窦、额窦、蝶窦。中医称本病为“急性鼻渊”。基本病机为外感风寒热邪，位于脏腑的蕴热，上熏鼻窍。

慢性化脓性鼻窦炎多因急性鼻窦炎迁延不愈转化而来。本病较急性化脓性鼻窦炎更多见，可单发于某一鼻窦，也可多个鼻窦合并感染。临床主要表现为持续性鼻塞，多浊涕、头痛、嗅觉减退或消失。

中医称之为“慢性鼻渊”。基本病机为肺、胆郁热熏蒸，或肺脾肾寒湿郁积，郁热者多为实，寒湿者多兼虚。

麻黄杏仁汤

【组成】麻黄、黄芩各6克，杏仁、石膏、苍耳子、辛夷花、白僵蚕、杭菊花、蔓荆子、白芷各10克，细辛、甘草各3克。

【制法】水煎。

【用法】每日 1 剂，分 2 次温服，小儿药量酌减。

【主治】急性鼻窦炎。

石膏桑叶汤

【组成】生石膏 30 克，桑叶 12 克，银花、连翘、黄芩、山栀、合欢皮各 10 克，葛根 6 克，陈皮 5 克，甘草 3 克。

【制法】水煎。

【用法】每日1剂。早晚分服。

【主治】用治郁热型化脓性鼻窦炎，证见鼻塞，黄脓鼻涕，或为黄绿色脓涕，或有恶心欲吐，厌食、脉数、苔黄。

苍耳白芷液

【组成】苍耳、白芷、细辛、荆芥、薄荷、川芎、菊花各等份。

【制法】上药混合，每日用1大撮加水煎沸，趁热熏鼻。

【用法】每次熏10分钟左右，下次再煎再熏，日熏3~5次，不可间断。以1个月为1个疗程。

【主治】用治慢性鼻窦炎。

花生熏鼻方

【组成】带衣花生米7~8粒。

【制法】将花生米放入铁罐内，用纸糊口，中间开小孔，置于火炉上，候烟从孔出，令烟熏鼻孔，至烟尽为止。

【用法】每日1次，连用30日。

【主治】用于鼻窦炎。

苍耳芙蓉散

【组成】苍耳子、芙蓉叶、辛夷、白芷各30克，细辛6克，冰片2克。

【制法】将上药分别研为极细末，混合均匀备用。

【用法】用时，先将鼻腔内涕液拭干，再将药末吹入或吸入鼻腔内，每次吹或吸1~2下，每日3次。1周为1个疗程。

【主治】用治鼻窦炎。

公英连翘液

【组成】蒲公英15克，连翘、白芷、黄芩、川芎、辛夷、薄荷各10克。

【制法】水煎。

【用法】先用1%麻黄碱滴鼻液3~5滴滴鼻；再用上药水煎5~10分钟，深吸蒸气，以不烫伤为度，每次10~15分钟，每日1~2次，10天为1个疗程。连续用药症状消失。

【主治】急性鼻窦炎。

祛毒散结方

【组成】柴芩苍耳散配合中药熏剂。柴芩苍耳散：柴胡、苍耳子、辛夷、川芎各12克，黄芩、白芷、花粉各15克，鱼腥草、芦根各20克；中药熏剂：石菖蒲、薄荷、藿香、白芷各15克。

【制法】水煎，配合内服。

【用法】柴芩苍耳散内服，每日1剂，水煎2次，分3次温服；熏剂将诸药用新鲜开水250毫升冲泡，盖严5分钟，开盖熏鼻腔，每次10分钟，每日2~3次。

【主治】急性鼻窦炎。

桔梗苍耳汤

【组成】桔梗、黄芩、花粉、苍耳子散（苍耳子、辛夷、白芷、薄荷）各10克，甘草3克。

【制法】水煎。

【用法】每日1剂，3周为1个疗程。脓消鼻塞改用“慢性鼻炎汤”：苍耳子、白芷、葛根、麦冬、藁本、黄芩、薄荷。

【主治】小儿慢性鼻窦炎。

排脓汤

【组成】桔梗、黄芩、天花粉、浙贝母、七叶一枝花、苍耳子各10克，金银花12克，甘草6克。

【制法】水煎。

【用法】每日1剂。早晚分服。

【主治】适用于鼻窦炎、鼻流浊涕。

鼻窦炎方

【组成】牛黄、麝香各0.5克，菊花心、雄黄各1.5克，鹅不食草15克，冰片适量。

【制法】将鹅不食草、菊花心轧成极细面，然后用乳钵将群药研细调匀，装入瓷瓶封严备用。

【用法】治疗时蘸药少许饲鼻，每日3~4次。

【主治】头痛、鼻塞、流黄绿色脓涕。

升麻解毒汤

【组成】升麻6克，葛根15克，赤芍、黄芩、鱼腥草各12克，蒲公英20克，桔梗、白芷、苍耳子各10克，生甘草6克。

【制法】水煎。

【用法】早晚分服。

【主治】急性鼻窦炎。

慢性鼻窦炎方

【组成】蒲公英30克，野菊花12克，黄芩15克，鱼腥草15克，败酱草15克，板蓝根10克，白芷15克，辛夷15克，苍耳子10克，蔓荆子10克，赤芍10克，川芎6克，桔梗10克，藁本6克，生甘草3克。

【制法】水煎2次。

【用法】每日1剂，分2次饭后1小时服。

【主治】慢性鼻窦炎。

柏叶猪鼻汤

【组成】猪鼻肉60克，生柏叶30

克，金钗石斛6克，柴胡10克，蜂蜜60克，黄酒30克。

【制法】猪鼻肉刮洗干净，与生柏叶、金钗石斛、柴胡同放砂锅内，加清水4碗煮至1碗，滤除药渣，冲入蜂蜜及黄酒，和匀即可。

【用法】2~4剂为1个疗程，连服3~4个疗程。

【主治】慢性鼻窦炎。

辛夷花煲蛋

【组成】辛夷花2克，鸡蛋2个。

【制法】以上材料加清水适量同煮，蛋熟后去壳再煮片刻即可。

【用法】饮汤吃蛋。

【主治】慢性鼻窦炎。

利窍通鼻方

【组成】胆南星、制半夏各9克，陈皮、石菖蒲、泽泻、浙贝母、枳壳、昆布各15克，茯苓、白术各20克，生牡蛎24克（先煎），砂仁（后下）10克。

【制法】将上药以水煎煮，取药汁。

【用法】每日1剂，分2次服用。

【主治】慢性鼻窦炎。

鱼腥草煲猪肺

【组成】鲜鱼腥草60克，猪肺200克，盐少许。

【制法】以上材料加清水适量煲汤，用盐调味。

【用法】饮汤食猪肺。

【主治】慢性鼻窦炎。

栀子甘草方

【组成】栀子、生地黄、连翘、薄荷（后下）、玄参各10克，枇杷叶15克，天花粉12克，麦冬、黄芪、桔梗各9克，甘草6克。

【制法】将上药以水煎煮，取药汁。

【用法】每日1剂，分2次服用。

【主治】慢性鼻窦炎。

桃红四物汤

【组成】桃仁、红花、当归、白芷、生地黄、辛夷各9克，川芎18克，夏枯草15克，牡蛎30克（先煎），生甘草5克。

【制法】将上药以水煎煮，取药汁。

【用法】每日1剂，分2次服用。4剂为1个疗程，服1~3个疗程。

【主治】慢性鼻窦炎。

黄连解毒汤

【组成】黄连6克，黄芩、焦栀子、生地黄、牡丹皮、赤芍各9克，蒲公英15克，金银花12克。

【制法】将上药以水煎煮，取药汁。

【用法】每日1剂，分2次服用。

【主治】慢性鼻窦炎。

丝瓜藤炖猪肉

【组成】丝瓜藤（取近根部位的）2~3米，猪瘦肉60克，盐少许。

【制法】将丝瓜藤洗净，切成数段，猪肉切块，同放锅内加水煮汤，吃时加盐调味。

【用法】饮汤吃肉。每日1次，5次为1个疗程，用1~3个疗程。

【主治】慢性鼻窦炎。

鼻衄

鼻衄即鼻出血，是多种疾病的常见症状。轻者仅涕中带血迹，重者可因出血过多引起休克而危及生命。

清热止衄汤

【组成】银柴胡5克，炙鳖甲24克（先煎），阿胶珠9克，青蒿9克，白芍9克，大生地15克，侧柏炭9克，女贞子9克，旱莲草9克，仙鹤草12克，白茅根30克。

【制法】水煎。

【用法】每日1剂。早晚分服。

【主治】肺胃虚热之鼻衄。

凉血止衄汤

【组成】野荠菜30克，白茅根20克，水牛角20克（先煎），生地黄15克，藕节12克。

【制法】水煎。

【用法】每日1剂。早晚分服。

【主治】肺胃蕴热、逼血妄行之鼻衄。

止血汤

【组成】生地24克，生白芍10克，炒栀子10克，白茅根30克，仙鹤草15克，藕节15克，丹皮10克，黑柏叶10克，白糖参5克，牛膝10克，阿胶10克（冲服）。

【制法】水煎。

【用法】每日1剂。早晚分服。

【主治】鼻衄之气血两亏者。

益气养血方

【组成】大红参6克，黄芪15克，白术9克，白芍12克，当归9克，生地炭12克，荆芥炭9克，茯神9克，远志肉6克，阿胶9克（另烊），龙眼肉9克，广木香6克，黑姜6克，大枣3克，甘草3克。

【制法】水煎。

【用法】每日1剂。早晚分服。

【主治】心脾两虚、气血不足之鼻衄。

滋阴解热止衄汤

【组成】生地12克，玄参12克，白茅根12克，炒白芍9克，炒栀仁6克，生牡蛎24克（先煎），生龟板12克（先煎），陈皮2.4克，生甘草6克（先煎）。

【制法】水煎。

【用法】每日1剂。早晚分服。

【主治】用于鼻衄。

加味建瓴汤

【组成】生地黄30克，白芍30克，怀牛膝15克，生龙骨30克（先煎），生牡蛎30克（先煎），代赭石30克（先煎），淮山药30克，柏子仁30克，白茅根30克，赤芍12克，丹皮12克。

【制法】水煎。

【用法】早晚分服。

【主治】虽以肝阳偏亢之鼻衄为优，但几乎可用于血液病以外的各种顽固性鼻衄。

清泻止衄汤

【组成】大黄、芒硝（冲服）各20克，厚朴、枳实各10克，栀子炭30克，生石膏25克，玄参、白茅根各15克。

【制法】水煎。

【用法】每日1剂。早晚分服。

【主治】用于鼻衄。服上方3剂随加减而愈。

养阴止衄汤

【组成】生地12克，熟地12克，玄参10克，桑白皮12克，黄芩、丹皮各6克，白茅根12克，荆芥炭、藕节炭、侧柏炭、血余炭（包）各10克，黄芩9克，甘草3克。

【制法】水煎。

【用法】每日1剂。早晚分服。

【主治】适用于阴虚鼻衄。

清泻肺胃止衄汤

【组成】石膏70克（先煎），肥知母、连翘、当归、黄芩炭、丹皮炭、侧柏叶、仙鹤草、藕节炭各10克，甘草3

克，生大黄5克（后下），芦根30克。

【制法】水煎。

【用法】早晚分服。

【主治】肺胃蕴热，上灼窍络而为鼻衄。

耳鸣耳聋

耳鸣、耳聋都是听觉异常的症状。以病人自觉耳内鸣、响，如闻潮声，或细或暴，妨碍听觉的称耳鸣；听力减弱，妨碍交谈，甚至听觉丧失而不闻外声的称为耳聋。

耳聋是指由药物、某些化学制剂或其他原因所致的听力暂时性或永久性丧失的一种病症。临床常见的有药物性耳聋、突发性耳聋及先天或疾病所致耳聋等几种。药物性耳聋一般均有近期的用药（如氨基糖苷类抗生素等）史或化学制剂接触史，临床上以耳鸣、耳聋、眩晕、共济失调，并可伴有肢端麻木等为特征；而突发性耳聋则可能与病毒感染、情绪波动或圆窗膜破裂有关，临床上以突然出现的耳聋，伴耳鸣、眩晕等为特征。中医亦称本病症为“耳聋”。其基本病机为脏腑气血阴阳失调，兼挟血脉瘀阻。

耳鸣，即耳中鸣响如蝉鸣，或如钟鸣。是发于耳部的一种病症。多见于中耳道局部疾病。也可见于全身性疾病，如高血压、动脉粥样硬化、糖尿病、尿毒症、慢性肝炎、颈椎骨质增生等病。中医也称耳鸣，基本病机为风热外袭，耳窍失聪；或肝火挟痰上扰，清窍失养；或肾精不足，髓海亏虚；或脾胃亏损，清气不升。

耳聋饮

【组成】桃仁、川芎、石菖蒲各9克，泽泻、赤芍、白芍、地龙各12克，枸杞子15克，红花、柴胡各6克，磁石、丹参各30克。

【制法】水煎。

【用法】每日1剂，分早晚2次口服。

【主治】突发性耳聋。

龙荟通

【组成】柴胡、龙胆草、黄芩、青皮、胆南星、芦荟、黄连、青黛、大黄、木通、菖蒲、皂角、细辛各30克，全蝎3个，陈小米（炒黑）150克，青鱼胆汁、姜汁、竹沥汁各50克。

【制法】取以上前15味炒干研细末，加入青鱼胆汁、姜汁、竹沥汁，拌匀，晒干，打碎，装入枕芯，做成药枕，备用。

【用法】让患者睡眠时头枕药枕之上。

【主治】耳鸣。

茯苓熟地汤

【组成】茯苓、五味子各15克，熟地、泽泻、天花粉、穿山龙、赤芍、川芎、牡丹皮、山萸肉各10克。

【制法】水煎。

【用法】每日1剂，分早晚2次口服。

【主治】突发性耳聋。

核桃仁栗子糊

【组成】核桃仁、栗子各50克，白糖适量。

【制法】将栗子去皮取肉，与核桃仁共捣烂如泥，放入锅内，加水1碗，煮沸3~5分钟，调入白糖即成。

【用法】每日1剂。

【主治】适用于肾虚耳聋，以及阳痿、早泄、腰痛膝软等。

银花牛蒡汤

【组成】金银花30克，牛蒡子、天麻、钩藤、野菊花、生地黄、连翘、白蒺藜、桔梗各15克，生甘草10克。

【制法】将上药水煎3次后合并药液。

【用法】分早晚2次服，每日1剂。10天为1个疗程。

【主治】用治耳聋。

柴胡香附散

【组成】柴胡、制香附各50克，川芎25克，天麻15克，防风10克，三七20克。

【制法】将上药共研为细末，装瓶内备用。

【用法】用时，每次服8克，开水送服。1周为1个疗程。

【主治】用治外伤性耳聋。

党参陈皮水

【组成】党参、川芎、菊花各20克，陈皮、山楂、红花、泽泻各15克，丹皮10克。

【制法】水煎。

【用法】每日1剂。早晚分服。

【主治】适用于脾肺气虚、湿阻中焦，痰浊上扰所致突发性耳聋。

葛根甘草汤

【组成】葛根 20 克，甘草 10 克。

【制法】将葛根、甘草水煎 2 次，每次用水 300 毫升煎半小时，2 次混合。

【用法】分 2 次服。

【主治】突发性耳聋。

耳聋方

【组成】磁石 60 克，葛根 45~60 克，骨碎补 30~60 克，山药 30 克，白芍 15 克，川芎 15 克，石菖蒲 9 克，酒大黄 15~18 克，甘草 12 克，大枣 15 克。

【制法】水煎 2 次。

【用法】每日 1 剂，分 2 次口服。

【主治】突发性耳聋。

填阴镇逆汤

【组成】熟地 3 克，萸肉 6 克，天冬 10 克，麦冬 10 克，磁石 10 克，龟板 10 克，五味子 3 克，白芍 10 克，牛膝 5 克，秋石 3 克。

【制法】水煎。

【用法】早晚分服。

【主治】阴虚之耳鸣。

枸杞羊肾粥

【组成】枸杞叶250克，羊肾1副，羊肉60克，大米60克，葱白2根，盐适量。

【制法】先煮枸杞叶，取汁去渣，与羊肾、羊肉、大米、葱白同煮成粥，加盐调味即成。

【用法】每日 1 剂，分 2~3 次服用。

【主治】耳鸣耳聋。

鲩石冰片粉

【组成】鱼鲩石 10 块，冰片 1 克。

【制法】将上药共研为极细粉，过筛，装入瓶中密封。

【用法】用时取药粉少许，放在细竹管一端或放在细纸卷的一头，将有药的这一端，对准耳孔，从另一端将药轻轻吹进耳内。

【主治】耳鸣。

蚯蚓液

【组成】蚯蚓 5 条，白糖 10 克。

【制法】将蚯蚓剖开后洗净，放入白糖，30 分钟后用洁净纱布滤出清液。

【用法】用滤液滴耳，每次 4 滴，每日 3 次。

【主治】耳鸣。

蛋黄油冰片

【组成】冰片粉 2 克，鸡蛋 3 个（取蛋黄）。

【制法】先将蛋黄放入铁锅中，以小火煎，令蛋黄出油，用蛋黄油与冰片粉和匀。

【用法】拭干耳内脓水，滴入冰片蛋黄油。每日 3~4 次，3~4 日可愈。

【主治】耳鸣。

中耳炎

化脓性中耳炎是中耳道因链球菌、葡萄球菌、肺炎双球菌等化脓性致病菌侵入所引起的炎症性病变。临床有急性、慢性之分。急性症见耳内搏动性跳痛，听力减退，鼓膜穿孔，脓液自外耳道流出，并可伴有恶寒发热、全身无力、食欲减退等症状。慢性中耳炎多因急性期治疗不及时、不合理等所致，表现为经常性或间歇性耳流脓，鼓膜穿孔。

中医学多称本病为“脓耳”。其发生原因，急性者多因外感风热邪毒，上干耳窍。或肝胆湿热，蕴结于耳所致。慢性者，多因急性期失治、误治，正虚邪恋而成。邪毒滞留，若脾虚运化不及，湿泛于耳，则成脾虚湿盛之证；如余邪不清，脓水久流，肾阴亏虚，则成肾虚邪聚之证。对于本病的治疗，急性期以疏风散热、清利肝胆、解毒消肿为主，慢性期则应健脾益肾、扶助正气、清解排脓，以祛余邪为主。

菊叶冰片滴剂

【组成】鲜菊花叶适量，冰片少许。

【制法】将鲜菊叶洗净，晾去水汽，捣烂取汁，加冰片少许研末，调匀滴入耳内。

【用法】临睡前滴入。

【主治】治疗急性中耳炎。

银花消炎汤

【组成】金银花、薄荷、甘草各5克，连翘、荆芥、牛蒡子、桔梗、夏枯草、青蒿、石菖蒲、茯苓、车前子、泽泻、桑白皮各10克。

【制法】水煎。

【用法】每日1剂，分早晚2次口服，10日为1个疗程，一般治疗1~2个疗程，6岁以下小儿剂量酌减。

【主治】小儿急性分泌性中耳炎。

韭菜汁

【组成】韭菜适量。

【制法】将韭菜择洗干净，切碎捣

烂，取汁滴入耳内。

【用法】每日3次。

【主治】用于化脓性中耳炎。

复聪滴耳液

【组成】石菖蒲、地龙、川芎各9克，全蝎3枚，55%白酒100毫升。

【制法】将上药装入瓶内，加入55%白酒100毫升浸泡并密闭7昼夜，震荡静置，取上清液装入小塑料眼药瓶内备用。

【用法】治疗时患者侧卧，病耳朝上，清洁外耳道后滴入药液2滴/耳/次，然后侧卧1小时，每日1次。

【主治】急性非化脓性中耳炎。

半夏酒

【组成】生半夏50克，白酒150克。

【制法】将生半夏研成细粉，置容器中，加入白酒浸泡24小时，取上清液即成。

【用法】先将患耳洗净，然后滴入药酒数滴，每日1~2次。

【主治】中耳炎。

五倍子散

【组成】五倍子30克，枯矾6克。

【制法】先将五倍子烘干，再与枯矾共研细末，备用。

【用法】洗净耳道，取少许药末用纸卷或竹管吹入耳内。

【主治】中耳炎。

冰硼散

【组成】冰硼散2支（中成药），过氧化氢溶液适量。

【用法】先用过氧化氢溶液把耳内脓液及分泌物洗净，用棉签擦干，再用一细纸筒取冰硼散少许吹入患耳内，每日或隔日1次。一般用药10~30次即可治愈。

【主治】化脓性中耳炎。

黄连散

【组成】黄连粉10克，青黛5克，白矾3克，冰片粉2克。

【制法】将上药混匀，储瓶备用，勿泄气。

【用法】先用过氧化氢溶液将患耳内清洗干净，再取此散少许吹入患耳内，日吹2次，3天为1个疗程。一般用药1或2个疗程即可治愈。

【主治】化脓性中耳炎。

滴耳油

【组成】冰片12克，白矾1.8克，

苦参、黄柏各 6 克，芝麻油 45 毫升。

【制法】先用铁勺将麻油煎沸，然后放入苦参、黄柏，待炸焦变黑再捞出。待油凉后，再加入已研为细粉的冰片、白矾，搅拌均匀，储瓶备用。

【用法】先用过氧化氢溶液洗净耳内的分泌物，再取此药油滴耳，每次 2 或 3 滴，每日滴 1 或 2 次。一般用药 3 ~ 7 天，最长 12 天即可痊愈。

【主治】化脓性中耳炎。

龙胆芪艾汤

【组成】黄芪、薏苡仁各 50 克，龙胆草、夏枯草各 20 克，白术、泽泻各 30 克，柴胡 15 克，甘草 10 克。

【制法】水煎。

【用法】每日 1 剂，日服 3 次。

【主治】中耳炎（慢性脓耳）。

五连散

【组成】黄连、五倍子各 10 克，冰片 2 克。

【制法】上药共研为极细末，储瓶备用。

【用法】先用过氧化氢溶液清洁患耳，再取此散少许吹至患耳内。每日吹 2 或 3 次，一般用药 3~5 天即可获愈。

【主治】小儿中耳炎。

三黄归

【组成】黄连、黄柏、姜黄、当归、生地黄各等份。

【制法】把以上 5 味药共研细末，用温开水调成糊状，备用。

【用法】涂敷于外耳道患处，每日 1 次，至红肿消失为度。

【主治】中耳炎。

滴耳粉

【组成】文蛤粉（炒）5 克，冰片 0.5 克，枯矾 1.5 克。

【制法】上药共研极细粉。

【用法】将耳朵清洗干净后，再将适量药粉吹入耳内。

【主治】中耳炎。

耳炎液

【组成】苦参、蛇床子各 30 克，苍术、黄柏、川椒各 15 克，轻粉 0.5 克。

【制法】以上 6 味加水煎煮 3 次，合并药液，去渣澄清，备用。

【用法】趁药液温热熏洗患处，每次 10 分钟，每日 3 次。

【主治】中耳炎。

柴胡渗湿汤

【组成】柴胡、半夏、黄芪、人参、

甘草、生姜、茯苓、前仁、木通、泽泻、白术各适量。

【制法】水煎。

【用法】早晚分服。

【主治】急性化脓性中耳炎，鼓室积脓或流脓量多者。

解毒化脓方

【组成】金银花、川黄连、夏枯草、赤茯苓各 15 克，地丁、连翘、牡丹皮各 12 克。

【制法】将以上 7 味加水煎汁，去渣备用。

【用法】趁热熏洗患处，重症患者可取头煎药内服。

【主治】中耳炎。

丁香白芷汤

【组成】木香 10 克，公丁香 6 克，藿香、白芷各 12 克，葛根粉 30 克。

【制法】将上药以水煎煮，取药汁。

【用法】每日 1 剂，分多次含漱。

【主治】中耳炎。

耳炎灵

【组成】大黄、黄芩、黄连、黄柏、苦参各 20 克，冰片面 6 克，麻油 500 毫升，液体石蜡 1000 毫升。

【制法】先将前 5 味药放入麻油锅内浸泡 24 小时，然后加热炸至药枯成黑黄色时，滤净药渣，再加石蜡、冰片面，搅匀过滤，分装于眼药水瓶内备用。

【用法】用前以棉签拭净耳内积脓，然后滴入 1~2 滴药液，每日 1 次。

【主治】脓耳。

三香汤

【组成】木香 10 克，公丁香 6 克，藿香 11 克，葛根 30 克，白芷 12 克。

【制法】将上药用冷水煎汤。

【用法】每日 1 剂，多次漱口。

【主治】中耳炎。

五香丸

【组成】肉豆蔻、丁香、藿香、零陵香、青木香、白芷、莲心各 50 克，香附子 100 克，甘松香、当归各 20~25 克，槟榔 2 枚。

【制法】将上药研末，炼蜜为丸，每丸重 0.5 克。

【用法】每次含 1 丸，咽汁化服，每日 3 次。

【主治】中耳炎。

养阴清胃散

【组成】玄参、麦冬、生地黄、牡

丹皮、升麻各10克，芦根30克。

【制法】将上药以水煎煮，取药汁。

【用法】每日1剂，分早晚2次服用。4日为1个疗程。

【主治】中耳炎。

口腔溃疡

口腔溃疡是一种发生于口腔黏膜的溃疡性损害，又称复发性口腔溃疡或阿弗他口炎。临床特征为反复发作，局部灼热疼痛。本病可发生于任何年龄，但以青壮年多发，儿童及老人较少。其病程具有自愈性，一般7~10天可愈。中医称本病为“口疮”。基本病机为心脾积热上攻；或阴虚火旺，虚火上炎；或脾肾阳虚，寒湿困于口腔，致口腔生疮。

西瓜翠衣汤

【组成】西瓜1个，炒栀子6克，赤芍10克，黄连、甘草各1.5克。

【制法】将西瓜切开去瓤，取其皮及内衣，切碎与上药共煎。

【用法】分2次服完，每日1剂。

【主治】适用于心火所致口舌溃烂。

冰柏丸

【组成】冰片6克，黄柏、薄荷叶各30克。

【制法】上药共为细末，炼蜜为丸，弹子大。

【用法】每服1丸，含化。

【主治】适用于口疮、舌疮。

地黄麦冬汤

【组成】干地黄、麦冬各15克，熟地黄、天冬各12克，黄芩、石斛各10克，茵陈、枇杷叶、甘草各9克，枳壳、黄连、桔梗各6克。

【制法】水煎。

【用法】每日1剂，分2次服。小儿量酌减。

【主治】偏热型口腔溃疡。

黄芪青黛汤

【组成】生黄芪25克，粉青黛6克，蒲公英、麦冬、北沙参、玄参各12克，淮山药、生地各15克，白术10克。

【制法】水煎。

【用法】每日 1 剂，分 2 次服。

【主治】复发性口疮。

五倍子苍术水

【组成】苍术 15 克，五倍子 9 克，甘草 3 克。

【制法】水煎。

【用法】每日 1 剂，分 3 次口服。

【主治】口疮。舌质红、苔黄腻者，加黄柏；食少纳呆者，加砂仁。

熟地黄芪汤

【组成】熟地 15 克，生黄芪、当归、女贞子、丹皮、山药、茯苓、山茱萸、川芎、牛膝各 10 克。

【制法】加水煎至 300 毫升。

【用法】每日 1 剂，分 2 次温服。连服 4 周为 1 个疗程。

【主治】口腔溃疡，肝肾阴虚，虚火挟瘀型。证见口腔溃疡反复发作，疼痛，伴头昏，腰酸乏力。

肉苁蓉方

【组成】肉苁蓉适量。

【制法】将上药研粉，过筛。

【用法】每次温开水送服 10 克，1 日 3 次。

【主治】复发性口疮。

加减理中汤

【组成】党参 15 克，白术、干姜、炒山药各 12 克，炙甘草 9 克，附子、五味子各 6 克，苍术 10 克。

【制法】水煎。

【用法】每日1剂，分早晚2次口服，5日为1个疗程，服1~2个疗程。

【主治】复发性口腔溃疡。

口疮散

【组成】金银花、连翘、焦山栀、生地各 10 克，木通 4 克，生甘草 2 克，淡竹叶 20 克。

【制法】水煎。

【用法】每日 1 剂，分早晚 2 次口服。

【主治】复发性口腔溃疡。

黄瓜霜

【组成】老黄瓜、芒硝各适量。

【制法】将老黄瓜切去一小截，掏尽籽后，装满芒硝，再把切掉的小截盖上，然后将其悬挂在阴凉通风处。5天后，黄瓜表面会附着一层白霜，这时可将霜弄到瓶内备用。

【用法】将霜研成细末，然后用棉签蘸少许药粉擦患处，每日 3 次。

【主治】口腔溃疡。

甘草泻心汤

【组成】甘草 15 克，黄连 3 克，黄芩、干姜各 6 克，党参、半夏、青黛、附片各 10 克，大枣 5 个。

【制法】水煎。

【用法】每日 1 剂，分早晚 2 次口服。

【主治】复发性口腔溃疡。

蜂房矾末

【组成】露蜂房 30 克，枯矾 9 克，香油适量。

【制法】蜂房剪碎炒焦，同枯矾共研成细末。

【用法】用香油调敷患处。

【主治】口腔溃疡。

唇风煎

【组成】白鲜皮 15 克，蛇床子、川槿皮各 10 克，地肤子、苦参片各 30 克。

【制法】将上药放入砂锅内煮沸约 10 分钟，离火后去药渣备用。

【用法】将患唇浸泡于药液内，每次浸泡 15 分钟，或用消毒纱布浸透药液敷于唇部。两种方法可轮流使用。

【主治】口腔溃疡。

凉膈清脾饮

【组成】防己、荆芥、黄芩、石膏（先煎）、栀子、赤芍、连翘、鲜生地黄、薄荷（后下）、灯芯草根各3克，甘草1.5克。

【制法】将上药以水煎煮，取药汁。

【用法】每日 1 剂，分 2 次服用。

【主治】口腔溃疡。

三黄冰片膏

【组成】胡黄连 9 克，生大黄、黄柏各 15 克，龙脑冰片 3 克，麻油适量。

【制法】将胡黄连、生大黄及黄柏共研极细末，再与冰片同研细末，然后用麻油调成膏状，备用。

【用法】涂敷于患处，每日 3 次。

【主治】口腔溃疡。

小麦麸冰片

【组成】小麦麸 2 份，冰片 1 份。

【制法】将小麦麸烧灰与冰片混合研细。

【用法】搽患处，每日 2~3 次，一般 5 日之内即愈。

【主治】口腔溃疡。

二子白鲜皮

【组成】白鲜皮 15 克，蛇床子、川

槿皮各10克，地肤子、苦参各30克。

【制法】用以上5味中药加适量水煎煮，去渣留汁备用。

【用法】将患唇浸泡于药液内，每次浸泡15分钟，每日1剂。

【主治】口腔溃疡。

冬瓜绿豆汤

【组成】冬瓜200克，绿豆50~70克，薏苡仁15~30克。

【制法】冬瓜洗净去皮，切片；绿豆、薏苡仁均淘洗干净。将绿豆、薏苡仁入锅，加适量水煮沸，再放入冬瓜片，以小火煮熟即可。

【用法】每日1次，喝汤。

【主治】口腔溃疡。

黄连清胃散

【组成】黄连5克，生石膏30克（先煎），当归、苦参各10克，生地黄、蝉蜕各15克，牡丹皮12克，升麻、防风各9克。

【制法】将上药以水煎煮，取药汁。

【用法】每日1剂，分早晚2次服用。10日为1个疗程，坚持使用1~3个疗程。

【主治】口腔溃疡。

防风通圣散

【组成】防风、荆芥、连翘、川芎、当归、白芍（炒）、白术、麻黄、薄荷、大黄（酒蒸）、芒硝、栀子（炒黑）各15克，滑石90克，黄芩、石膏、桔梗各30克，甘草60克。

【制法】将上药研为末。每次15克，加生姜3片，水煎。

【用法】每日2次。

【主治】口腔溃疡。

牙痛

俗话说："牙痛不算病，痛起来能要命。"可见牙痛给人造成的痛苦之大。牙痛是由牙病引起，可分以下几种情况：龋齿牙痛为牙体腐蚀有小孔，遇到冷、热、甜、酸时才感到疼痛；患急性牙髓炎是引起剧烈牙痛的主要原因；患急性牙周膜炎，疼痛剧烈，呈持续性的跳痛；急性智齿冠周炎，主要是第三磨牙位置不正，牙冠面上部分有龈覆盖和食物嵌塞，容易发炎而致该症。

地骨皮茶

【组成】地骨皮 50 克。

【制法】水煎。

【用法】代茶饮。

【主治】主治上火牙痛。

石膏白芷汤

【组成】生石膏 30 克，白芷、川芎、生地黄各 12 克，牡丹皮、川黄连、生甘草各 10 克。

【制法】每日 1 剂，水煎。

【用法】分 2~3 次口服。3 剂为 1 个疗程。

【主治】牙痛。

七香牙痛灵

【组成】沉香、丁香、乳香、木香、小茴香各 20 克，杏仁、陈皮各 15 克，香附、川楝子各 25 克。

【制法】将上药浸泡于 70% 酒精 500 毫升中，密封储存 1 个月后，加入冰片、薄荷脑、麝香少许，溶化后即可使用。

【用法】用时取棉签蘸少许药液涂搽患牙周围即可止痛。1 分钟后连口水一齐吐出（切勿吞下），每天 3~4 次，无不良反应。

【主治】牙痛。

生地玄参水

【组成】生地、熟地各 30 克，玄参、二花各 15 克，骨碎补 9 克，细辛 3 克。

【制法】水煎。

【用法】每日 1 剂。早晚分服。

【主治】阴虚火旺牙痛。

胡椒绿豆方

【组成】胡椒、绿豆各 10 粒。

【制法】将胡椒、绿豆用布包扎，砸碎，以纱布包作一小球。

【用法】痛牙咬定，涎水吐出。

【主治】因炎症和龋齿所引起的牙痛。

黑豆煮酒

【组成】黑豆 60 克，黄酒 200 毫升。

【制法】将黑豆洗净后晾干，浸入黄酒内，12 小时后一同置于砂锅，文火煮至豆烂。

【用法】取汁频频漱口。

【主治】适用于实火牙痛。证见牙龈红肿，疼痛，得冷痛减，口渴喜饮，口臭，便秘及牙齿出血等。

丝瓜散

【组成】经霜老丝瓜 1 个。

【制法】烧存性为末。

【用法】每服3克，温开水送服。

【主治】治疗牙痛。

花椒醋方

【组成】花椒15克，醋60毫升。

【制法】将2味共煎10分钟，去渣取汁。

【用法】待温含漱。

【主治】适用于牙痛。

花椒苍耳方

【组成】花椒、苍耳子各15克。

【制法】合捣入大碗内，用开水冲之。

【用法】候温漱口。亦可单用苍耳子煎汤作漱剂。

【主治】用于风热牙痛和龋齿疼痛。

蜂房鸡蛋

【组成】黄蜂房1个，鸡蛋1个。

【制法】将蜂房放火上煨后，再与鸡蛋一起加水煮至蛋熟。

【用法】吃蛋喝汤。

【主治】用于龋齿牙痛者。

过路黄

【组成】过路黄60克，鸡蛋2个。

【制法】同煮，蛋熟后去蛋壳，再煮20分钟。

【用法】吃蛋喝汤，然后把药渣趁热敷在牙痛部位上。

【主治】用于牙痛较剧烈、遇热痛增者。

痛消方

【组成】生地9克，熟地9克，骨碎补9克，玄参9克。

【制法】水煎。

【用法】每日2次。

【主治】用于牙齿隐隐作痛，且伴有腰酸头晕者。

满天星调醋

【组成】满天星、醋各适量。

【制法】将满天星捣烂，然后用醋调匀。

【用法】取汁含漱，每日3~5次。

【主治】牙痛。

磨盘草浸醋

【组成】鲜磨盘草根、醋各适量。

【制法】先将鲜磨盘草根洗净切细，浸入醋中，然后用布包含在嘴里，可酌加少许糖调味。

【用法】含在口中，5分钟后吐出。

【主治】牙痛。

疏风消肿方

【组成】金银花、蒲公英各 10 克，野菊花、紫花地丁、紫背天葵、连翘、蝉花各 9 克。

【制法】将上药以水煎煮，取药汁。

【用法】每日 1 剂，分早晚 2 次服用。

【主治】牙痛。

月黄散

【组成】老月黄 10 克，雄黄 5 克。

【制法】上药共研细末，装瓶备用。

【用法】在患处涂抹少许，勿口服。

【主治】牙痛。

升麻辛芷汤

【组成】升麻、白芷各 10 克，细辛 3 克，黄连 5 克，花椒 6 克，骨碎补、枸杞子各 15 克。

【制法】将上药以水煎煮，取药汁备用。

【用法】每日 1 剂，分早晚 2 次服用。

【主治】牙痛。

牙痛降火汤

【组成】生代赭石（先煎）、生石膏（先煎）各 30 克，牛膝、滑石（先煎）各 18 克，薄荷（后下）12 克。

【制法】将上药以水煎煮，取药汁。

【用法】每日 1 剂，分早晚 2 次服用。

【主治】牙痛。

地骨皮汁

【组成】地骨皮 30 克。

【制法】地骨皮加水 500 毫升，煎至 50 毫升，过滤留汁即可。

【用法】用消毒棉签蘸药液，填入已清洁好的牙窝洞内即可。

【主治】牙痛。

牙周炎

牙周病是人类疾病中分布最广的疾患之一，其特点是牙周组织呈慢性破坏而自觉症状不明显，多为一般人所不注意，一旦发生牙齿出血、溢脓、牙齿松动、移位或出现牙周脓肿，或者症状加剧时方来就医。若牙周病未经有效治疗，其牙齿丧失的数目常不是单个的，而是多数牙甚至全口牙同时受累。牙周病在成年之前很少发生，而在青壮年后发病迅速。随着年龄的增高，患病人数增加且病情加重。因此牙周病的早防早治很重要。牙龈出血、口臭是它的早期症状，一旦发现应早做治疗。中医学称之为“牙齿动摇”“牙齿松动”“齿动”。

二皮酒

【组成】桃树皮、柳树皮各 4 克，白酒适量。

【制法】砂锅放入白酒，以文火煎煮桃柳树皮，趁热含酒液漱口。

【用法】当酒液含在口中凉后即吐出，日漱数次。

【主治】用治风火牙痛和牙周发炎。

白酒鸡蛋方

【组成】白酒 100 毫升，鸡蛋 1 个。

【制法】将白酒 100 毫升倒入瓷碗内，用火点燃后，立即将鸡蛋打入酒中，不搅动，不放任何调料，待火熄蛋熟。

【用法】晾凉后 1 次服下，1 日 2 次。

【主治】牙周炎。

滑石甘草散

【组成】滑石粉 18 克，甘草粉 6 克，朱砂面 3 克，雄黄、冰片各 1.5 克。

【制法】共研为细面。

【用法】早、晚刷牙后撒患处；或以 25 克药面兑 60 克生蜜，调和后早、晚涂患处。

【主治】慢性牙周炎。

米醋方

【组成】米醋、凉开水各 50 毫升。

【制法】将上 2 味调匀。

【用法】频频含漱。

【主治】用于牙周炎。

清胃散

【组成】生地黄、天花粉各 20 克，丹皮、连翘、当归各 15 克，升麻、黄连、竹叶、大黄、虎杖各 10 克，生石膏 30 克。

【制法】将上药水煎。

【用法】每日 1 剂，分 2~3 次内服，连续用药至症状消失止。

【主治】用于治疗牙周炎。

蜂房玄参汤

【组成】露蜂房、旱莲草各 10 克，玄参 25 克，骨碎补 30 克，熟地黄 15 克，丹参12克。本方可随症加减。

【制法】水煎2次。

【用法】每日2剂，头煎顿服，2煎含漱，每日数次，10天为1个疗程。

【主治】用于治疗牙周炎。

慢性咽炎

慢性咽炎是咽黏膜的慢性炎症，可呈弥漫性，或主要限于鼻咽、口咽或喉咽部，多由急性咽炎转变而来。主要表现为咽部不适、发干、异物感或轻度疼痛，可有咽部发痒、干咳或其他异常感觉。

本病中医学属“喉痹”范畴。为肝肾不足、虚火上炎所致。临床分为阴虚型、阳虚型、气虚型、痰郁型，以阴虚型多见。临床治宜养阴润肺，滋阴降火。

芹菜蜂蜜

【组成】芹菜1500克，蜂蜜250毫升。

【制法】将芹菜捣烂取汁与蜂蜜调和，煎熬成膏。

【用法】每次服5毫升，每日数次。

【主治】适用于慢性咽炎，咽干口燥湿者。

酢浆草

【组成】新鲜酢浆草30克（或干品9克）。

【制法】水煎。

【用法】每日1剂，少量多次，频频饮用。

【主治】适用于慢性咽炎。

黄芩方

【组成】黄芩30克，白糖3克。

【制法】将黄芩研为细末。

【用法】以白糖水冲服，每日2次。

【主治】适用于急性咽炎，咽部红肿较甚者。

利咽方

【组成】蝉蜕9克，胖大海15克，薄荷6克，麦冬12克。

【制法】水煎。

【用法】每日3次。

【主治】适用于急性咽炎，咽部干燥灼热，伴有发热、咳嗽等症状。

泽漆大枣方

【组成】泽漆 120 克，大枣 10 枚。

【制法】水煎。

【用法】每日 2 次。

【主治】适用于急性咽炎，伴有咳嗽者。

芝麻叶

【组成】鲜芝麻叶 6 克。

【制法】取鲜芝麻叶用凉开水洗净。

【用法】放入口中嚼烂，慢慢吞咽，每日 3 次。轻者 2~3 天可愈，重者 5~6 天可愈。

【主治】适用于慢性咽炎，咽干燥、咽痒者。

万年青方

【组成】万年青 15 克，食盐 3 克。

【制法】共捣烂，加水少许。

【用法】取汁内服。

【主治】适用于急性咽炎，咽部疼痛明显者。

急性扁桃体炎

急性扁桃体炎是由乙型溶血性链球菌引起的腭扁桃体的急性非特异性炎症。本病为一种常见病，尤多发生于儿童和青壮年患者。临床主要表现为咽痛、发热，可伴有全身不适，儿童尚可因高热而抽搐、呕吐和昏睡。如不及时诊治，可并发中耳炎、咽旁脓肿、风湿热、急性肾炎等。

本病中医学称“烂乳蛾”“喉蛾风”。多因内有积热，复感风热之邪，风热相搏，上蒸咽喉所致；或因痰郁生热，木火刑金，灼津生痰，痰热相搏，壅滞咽喉所致。

贴喉丸

【组成】乳香5克，没药5克，血竭5克，全蝎5克，冰片5克，山豆根5克，玄参5克，斑蝥16个，麝香1克。

【制法】上药除冰片、麝香外，共为细末，加冰麝研匀，用生蜜少许为丸，如黄豆粒大，装瓶备用。

【用法】用时取1粒用手揉捏发软，贴喉结凹陷处（甲状软骨切迹），胶布固定，5~8 小时取下，以发泡为度。水泡用消毒针刺破，盖以无菌纱布即可。

【主治】急、慢性扁桃体炎，咽炎，喉炎。

去腐珍珠散

【组成】淡溺白90克，淡秋石80克，飞滑石30克，珍珠粉5克，薄荷6克，生甘草、青黛、侧柏各4克，冰片少许。

【制法】各研末和匀备用。

【用法】用时将药粉吹于患部。

【主治】咽喉腐烂。

利咽解毒汤

【组成】钩藤、僵蚕、黄芩各6克，山豆根、苦桔梗、生甘草各3克，板蓝根10克，牛蒡子5克，薄荷叶0.5克。

【制法】水煎。

【用法】早晚分服。

【主治】扁桃体炎，服药后3剂而愈。

清咽灵

【组成】篱栏（又名过天芒）、生石膏、岗梅根、生地黄各30克，玄参15克，土牛膝9克。

【制法】水煎。

【用法】每日2剂，早晚分服。

【主治】乳蛾（扁桃体炎）。

山豆金莲汤

【组成】山豆根4克，金莲花9克，马勃5克，浙贝母10克，甘草4克，玄参10克，橄榄12克，陈萝卜缨12克。

【制法】加水400毫升，煎至200毫升。

【用法】待稍凉时徐徐服下，6小时后服2煎。

【主治】乳蛾一侧或两侧，僵肿不消，时有疼痛或常常急性发作者。

凉血清气限蛾退热汤

【组成】软白薇10克，地骨皮10克，粉丹皮6克，肥知母6克，甘草5克，金莲花9克，紫草6克。

【制法】加水400毫升，如法煎汤煎至200毫升。并服2煎。

【用法】频服。

【主治】体虚儿童，乳蛾频频发作，有时高热，但长期有断续低烧，往往不过半度，舌绛少苔、脉数，肌瘦，观其外形，呈质弱不健康现象者。

化痰散结汤

【组成】当归10克，川芎6克，制香附10克，川贝母10克，山慈姑10克，僵蚕10克，昆布12克，桔梗10克。

【制法】水煎。

【用法】每日1剂。早晚分服。

【主治】慢性乳蛾属气郁痰结者，特点为双侧扁桃体明显肥大，但色泽不红甚至略显苍白，质地实而不柔，表面亦多光滑，无明显疼痛。

麻疹

麻疹是由麻毒时邪引起的出疹性急性传染病，临床上常以发热、咳嗽、鼻塞流涕、遍身布发红色斑疹为特征。本病由麻毒从口鼻而入，经呼吸道侵入机体，主要病变部位在肺、胃二经，其病变过程可分为疹前期、出疹期和收疹期三个阶段。冬、春两季发病率较高，多见于6个月以上5岁以下的幼小儿，传染性很强，易成流行。西医所称的“麻疹”与本病相同，一般患过1次后，终身不再发病。

解表汤

【组成】桑叶4.5克，蝉蜕1.5克，淡豆豉4.5克，芦苇根6克，薄荷1.5克，菊花3克，连翘4.5克，山栀1.5克，甘草1.5克（3岁用量）。

【制法】水煎。

【用法】早晚分服。

【主治】麻疹疹前期，或风热感冒，症见发热、鼻塞、流涕、眼泪汪汪、咳嗽，声音嘶哑。

透疹四紫汤

【组成】紫浮萍1.5克，紫花地丁、紫草各6克，紫菀3克，桑叶4.5克，芦苇根6克，蝉蜕3克，连翘、淡豆豉、山栀衣各4.5克。

【制法】水煎。

【用法】早晚分服。

【主治】麻疹出疹期，症见麻疹开始透标或尚未出齐时，发热、烦躁、咳嗽。

养阴解毒汤

【组成】元参6克，石斛5克，麦门冬9克，紫花地丁、金银花、连翘各5克，山栀竹叶各1克（3岁左右用量）。

【制法】水煎。

【用法】早晚分服。

【主治】麻疹退后，阴液耗伤，余

毒未净，症见口咽干，口唇裂，鼻干无涕，手足心热，烦躁，夜间汗出，食欲缺乏，大便干，小便黄。

解毒透疹汤

【组成】蝉蜕3克，浙贝母6克，连翘10克，银花10克，芥穗3克，花粉6克，紫草3克，芦苇根1.2克，薄荷2.4克，麦门冬10克，桃仁、杏仁各3克。

【制法】水煎。

【用法】早晚分服。

【主治】麻疹。本方为麻疹通治方，在疹前期、出疹期和疹后期皆可使用。

逆症方

【组成】玄参6克，麻黄1.5克，生地6克，鲜芦根10克，麦门冬6克，大青叶6克，知母6克，生栀子4.5克。

【制法】水煎。

【用法】早晚分服。

【主治】疹后余毒归肺，症见面色黄白不泽，潮热，烦躁不安，咽干，重则昏睡，谵妄，大便秘结或黏滞不爽，舌质红，少苔欠津，脉数无力。

变症方

【组成】犀角、生地、丹皮、赤芍、焦栀子、黄芩、红花（藏红花为佳）、生石膏、生甘草、鲜藕汁各适量。

【制法】水煎。

【用法】早晚分服。

【主治】麻疹并发走马牙疳者。

麻疹方

【组成】银花10克，薄荷6克，蝉衣6克，桑皮15克。

【制法】水煎。

【用法】早晚分服。

【主治】麻毒攻肺。

险症方

【组成】龟板9克，阿胶6克，玉竹9克，当归4.5克，麦门冬6克，甘草3克，牡丹皮6克，西洋参4.5克（另煎）。

【制法】水煎。

【用法】西洋参另煎后代茶饮，随时服用。

【主治】麻疹合并肺炎，形成脱证。症见面色白，体温时高时低，气短，鼻煽肋动，口周青紫，胸腹部气胀，四肢厥逆，舌质紫而干，少苔或光镜无苔，脉细数或浮大无力。

痧子内陷方

【组成】蝎尾9克（研末，温开水

冲服），生石膏 90 克（先煎），麻黄、杏仁、天浆壳各 9 克，地龙、紫草茸各 12 克，钩藤 15 克（后下），甘草 3 克。

【制法】水煎。

【用法】每日 1 剂。早晚分服。

【主治】痧子内陷，症见高热烦躁，谵语神昏，气息鼻煽，渴欲频饮，抽搐不止，舌质红，脉洪数。

声音嘶哑

声音嘶哑，即平时正常的发音失去了圆润、清亮、悦耳的音质。声音嘶哑的原因很多，如喉部受外伤刺激，过热的蒸汽及化学气体的吸入，各种喉部急、慢性炎症，肿物压迫喉返神经，某些内科疾病引起的喉水肿，先天性喉蹼，两侧声带上下错位，以及内分泌因素等，均可引起声音嘶哑。声音嘶哑是某一疾病的症状，必须由医生详细检查，找出原因，进行积极的治疗。

如起病突然，几小时内出现音哑憋气，喉部充血且双声带及声音带下黏膜充血水肿，多为喉部急性炎症，应尽快积极治疗，以免发生生命危险。

中医认为，声音嘶哑是由于感受外邪，壅遏肺气，或虚火炼金，肺气受损所致。

舒咽开音方

【组成】雪梨 3 个，橘皮 12 克，蝉蜕 6 克，牛蒡子 10 克，冰糖适量。

【制法】将上物与冰糖共蒸服用。

【用法】早晚分服。

【主治】疏风清热，利喉开音。适用于急性声音嘶哑。

清音利咽方

【组成】山豆根 30 克，桔梗 12 克，菊花 20 克，麦冬 12 克。

【制法】水煎。

【用法】每日数次。

【主治】清热利咽。适用于慢性声音嘶哑。

大蒜外敷方

【组成】大蒜 6 克，生姜 3 克，艾叶 20 克，鸡蛋清 1 个。

【制法】将上物捣烂。

【用法】外敷贴大椎穴、涌泉穴。

【主治】疏风解毒，宣肺开音。适

用于急性声音嘶哑，伴有不断发恶寒、鼻塞、流涕者。

马鞭草绿豆蜜饮

【组成】鲜马鞭草50克，绿豆、蜂蜜各30克。

【制法】将绿豆、马鞭草洗净；将马鞭草用线扎成2小捆，与绿豆一起入锅，加水用小火炖1小时左右；待绿豆酥烂时离火，捞出马鞭草，趁热加入蜂蜜，搅匀即可。

【用法】喝汤食豆，每日1剂，连服数日，方可起效。

【主治】声音嘶哑。

祛哑解毒方

【组成】芦根12克，牛蒡子20克，鱼腥草30克，虎杖20克。

【制法】将上物研细末，调拌蜂蜜为丸。

【用法】每日3次，连服7天。

【主治】清热解毒，清利咽喉。适用于急性声音嘶哑。

菊茶梅肉

【组成】梅肉20克，食盐0.1克，菊花12克，茶叶6克。

【制法】水煎。

【用法】每日数次。

【主治】清热，开音，利喉。适用于慢性声音嘶哑。

喉爽音清方

【组成】萝卜汁12克，生姜0.3克，薄荷3克，丝瓜1根。

【制法】水煎。

【用法】每日数次。

【主治】润肺清热，利喉开音。适用于声音嘶哑，且伴有鼻塞、流涕、咽痒者。

贝母雪梨

【组成】雪梨1个，贝母末3克，蜂蜜30克。

【制法】雪梨去核，填入贝母，加蜂蜜同蒸。

【用法】分2次服下。

【主治】清肺化痰。适用于声音嘶哑，伴有轻微咳嗽者。

生姜蜂蜜汁

【组成】鲜生姜200克，蜂蜜适量。

【制法】将生姜切成如大米粒般大小，加蜂蜜拌匀，以淹没姜粒为度，将生姜蜂蜜汁放入有盖容器内，备用。

【用法】每日服用3~5次。

【主治】声音嘶哑。

咸橄榄芦根茶

【组成】咸橄榄4枚，干芦根30克。

【制法】芦根切碎，咸橄榄去核，加2碗半清水，煎至1碗即可。

【用法】每日1次，代茶饮。

【主治】声音嘶哑。

橄榄茶

【组成】橄榄5个，乌梅2个，竹叶、绿茶各5克，白糖10克。

【制法】将橄榄、乌梅、竹叶、绿茶、白糖加适量水共煮汤，备用。

【用法】喝汤，每日2次，每次1杯。

【主治】声音嘶哑。

罗汉果泡水

【组成】罗汉果1个。

【制法】将罗汉果洗净，切碎，泡水。

【用法】代茶饮。

【主治】声音嘶哑。

第四章

皮肤科

中华传统养生智慧

脱发

脱发是指头发非生理性脱落的一类疾病，包括斑秃、脂溢性脱发等疾病。其中，斑秃是一种头发突然成片脱落、头皮鲜红光亮、无明显自觉症状的慢性皮肤病，相当于中医的“油风”；脂溢性脱发是指在头皮脂溢性皮炎的基础上发生的头发细软、稀疏、脱落，中医称之为“发蛀脱发”。脱发的基本病机为风盛血燥，气血亏虚，精血不足，气血瘀滞而致发失所养。

益肾荣发丸

【组成】熟地黄250克，制首乌160克，补骨脂、菟丝子、骨碎补、覆盆子、黑胡麻、全当归、炒白术、白茯苓各120克，枸杞子150克，五味子、广陈皮各90克，肉苁蓉、炙黄芪、紫河车、制黄精、潞党参各180克，大川芎、炙甘草各60克。

【制法】上药晒干，共研细粉，过筛，白蜜和白水等量，泛丸如绿豆大。

【用法】每次10克，每日3次，饭前白开水送服。

【主治】用治全秃、斑秃。

首乌胡麻汤

【组成】何首乌、鸡血藤、胡桃肉、大胡麻各20克，全当归、枸杞子、侧柏叶、黄精、楮实子各15克，冬虫草、炙甘草各10克。

【制法】水煎。

【用法】每日1剂，分2~3次口服。半个月为1个疗程。

【主治】脱发。

辣椒酊

【组成】尖辣椒50 ~ 60克（干品），60%白酒500毫升。

【制法】将尖辣椒洗净，切碎，晾干，浸入白酒内，密封储存，5~7日后滤取酒液，即成辣椒酊。

【用法】取辣椒酊频频外搽秃发部位，每日3~5次。

【主治】用于秃发，证见头发稀疏渐落，枯燥无泽，细软发黄，脱发区多在额顶及额部两侧，严重者可致头发大部脱落或全部脱落。

首乌黄精汤

【组成】制首乌24克，熟地、侧柏叶、黄精各15克，枸杞子、骨碎补各12克，当归、白芍各9克，红枣5枚。

【制法】水煎。

【用法】每日1剂，早晚分服。1个月为1个疗程。

【主治】脱发。

龙眼木耳汤

【组成】龙眼干5枚，黑木耳15克，冰糖适量。

【制法】按常法煮汤服食。

【用法】每日1剂。

【主治】用于血虚脱发。

甜瓜外用方

【组成】甜瓜瓤100克，生姜30克。

【制法】将上2味洗净，捣烂如泥，外敷患处。

【用法】每日1~2次，连用15日。

【主治】用于脂溢性脱发。

荣发方

【组成】菟丝子、制首乌、女贞子、桑葚子、旱莲草、熟地黄、枸杞子、茯苓各12克，当归、肉苁蓉各9克。

【制法】水煎。

【用法】每日1剂，早晚分服。

【主治】脱发。

生发煎

【组成】桃仁9克，红花9克，赤芍9克，川芎5克，当归须10克，麝香0.03克，生姜2片，红枣7枚，葱白3根。

【制法】黄酒半斤加适量水，将药倒入浸泡1小时后煎，煮沸后再煎25分钟，去渣，滤取药汁300~500毫升（如有麝香可加入0.03克，再煮10~15分钟后服）。

【用法】每日煎服2次。

【主治】脂溢性脱发、斑秃。

四味生发酒

【组成】当归1份，党参1份，黄芪1份，何首乌3份，50度白酒10份。

【制法】上药按比例浸泡1周后使用。

【用法】每日4次，每次20毫升空腹服，一般用2个月左右；同时将药酒外擦患处，1日2次，配合治疗。少洗头发，或用清水洗头。

【主治】气血虚性斑秃。

女贞子黑芝麻煎

【组成】女贞子500克，黑芝麻

250 克。

【制法】将上药以水煎煮，取药汁。

【用法】每次服用 20 毫升，每日 2~3 次，温开水送下。

【主治】脱发。

生发丸

【组成】菊花、茯苓、黑芝麻各 1000 克，蜂蜜适量。

【制法】将上药研为细末，加蜂蜜做成如绿豆大丸剂。

【用法】吞服，每日 3 粒，3 个月为 1 个疗程。

【主治】脱发。

首乌淡菜汁

【组成】淡菜 100 克，何首乌片 15 克。

【制法】将淡菜洗净后，加何首乌片，放入锅中蒸，或者隔水炖，待熟即成。

【用法】趁热饮汁，每日 1 剂，分为 2~3 次服用。

【主治】脱发。

培本生发方

【组成】女贞子 520 克，旱莲草、桑葚各 300 克，白酒适量，蜂蜜适量。

【制法】先将女贞子阴干，再用酒浸1日，蒸透晒干；把旱莲草、桑葚阴干；将上3味药碾成细末，炼蜜成丸，每丸重10克。

【用法】每日早晚各服 1 丸，淡盐开水送服。

【主治】脱发。

地黄丸

【组成】生地黄、熟地黄各 2500 克。

【制法】将生地黄、熟地黄研为细末，加蜜炼为丸剂，如绿豆般大小。

【用法】每次服 10 克，每日 3 次，白酒送下。

【主治】脱发。

斑秃

斑秃（俗称鬼剃头）是一种骤然发生的局限性斑片状的脱发性毛发病，其病变处头皮正常、无炎症及自觉症状。本病病程缓慢，可自行缓解和复发，与免疫力失调、压力突然加大有关。若整个头皮毛发全部脱落，称全秃；若全身所有毛发均脱落，称普秃。

中医学认为，本病与气血双虚、肝肾不足、血瘀毛窍有关。发为血之余，气虚则血难生，毛根不得濡养，故发落成片；肝藏血，肾藏精，精血不足则发无生长之源；阻塞血路，新血不能养发，故发脱落。临床分为：心脾气虚（神志不畅，头晕目眩，夜寐梦多，失眠）、肝郁血瘀（气泻胸闷，肝脾大，胸肋胀痛）、气血两虚（病后或病久脱发，神疲乏力，面色苍白，形体消瘦）和肝肾不足（头晕耳鸣，腰背痛，遗精滑泄，阳痿口干）等证型。

本病属中医学“油风”“油风毒”“鬼舔头”等范畴，俗称“圆秃”“鬼剃头”。

川乌大蒜方

【组成】川乌、大蒜等量。

【制法】将川乌研细面，与大蒜共捣为泥。

【用法】外涂患处，每日 1 次。

【主治】治疗斑秃。

滋补生发方

【组成】熟地、旱莲草各 10 克，枸杞子、菟丝子、制首乌、当归、白芍各 15 克，丹参、生黄芪各 30 克。

【制法】水煎。

【用法】每日 1 剂，分 2 次服，10 日为 1 个疗程。

【主治】斑秃。

人参茯苓水

【组成】人参、茯苓各15克，白术、天麻、制首乌、全蝎、白芍各10克，枸骨叶12克，当归、美登木、旱莲草各20克，熟地30克，西红花6克，冬虫夏草9克。

【制法】水煎。

【用法】每日 1 剂，前 2 煎内服，第 3 煎取药液外洗。

【主治】斑秃。

车前草米醋方

【组成】车前草 50 克，米醋适量。

【制法】将车前草焙成炭，放入米醋中浸泡 1 周。

【用法】用该药外涂患处，每日 2~3 次。

【主治】散瘀生发。用于斑秃。

斑秃方

【组成】茯苓 500 克，补骨脂、旱莲草各 25 克，75%乙醇 200 毫升。

【制法】先将茯苓烘干，研为细末，装入瓶内备用。

【用法】每服6克，每日2次。或者于睡前服10克，用白开水冲服。再将补骨脂、旱莲草加入乙醇中浸泡1周后外用。1天可涂搽患处数次。

【主治】用治斑秃。

内金散

【组成】鸡内金（炒研）100克。

【制法】将药研成极细末。

【用法】每服1.5克，每日3次，饭前温开水送服。

【主治】治疗斑秃。

姜醋方

【组成】生姜、醋各适量。

【制法】用生姜蘸醋磨汁。

【用法】频搽患处。

【主治】治疗斑秃。

银屑病（牛皮癣）

牛皮癣，是一种常见的慢性炎症性皮肤病，常发于头皮和四肢伸面，尤其是肘和膝关节附近，临床表现以浸润性红斑及多层银白色鳞屑的血疹或斑片为主，皮损边界清楚，搔刮后有白色干燥的鳞屑层层脱落，最后一层与基底面附着较紧，呈光滑的薄膜，刮下薄膜为细小出血点。病程经过缓慢，具有复发倾向。如果刮去鳞屑及其下面的发亮薄膜后有点状出血，有痒感，常于夏季减轻或自愈，冬季复发或恶化。银屑病病程长，病情变化多，时轻时重，不易根治。根据临床症状不同，可分为寻常型、脓疱型、关节病型和红皮病型四型。中医称本病为“白疕”“干癣”“松皮癣”。多认为因情志内伤或饮食失节，复受风热邪毒而发病；或阴血亏血，化燥生风，肌肤失养而致本病。

荸荠陈醋方

【组成】鲜荸荠10枚，陈醋75毫升。

【制法】荸荠去皮，切片浸醋中，放锅内用文火煎10余分钟，待醋干后，将荸荠捣成糊状备用。

【用法】用时取药糊少许涂患处，用纱布摩擦，当局部发红时，再敷药糊，贴以干净纸，再包扎好，1日1次，至愈为止。

【主治】清热，散瘀解毒。适用于牛皮癣、体癣。

斑蝥甘遂方

【组成】斑蝥1个，甘遂5克，醋适量。

【制法】将前2味共研细末，再用醋调和。

【用法】外涂患处，每日数次。

【主治】破血散结，攻毒。适用于牛皮癣。

石榴皮方

【组成】鲜石榴皮、明矾末各适量。

【制法】用手将石榴皮液挤出，蘸明矾末涂擦患处。

【用法】每日数次。

【主治】散瘀，抑菌。用治牛皮癣。

石花方

【组成】石花9克，枯矾1.5克。

【制法】二药研末，香油调敷。

【用法】每日数次。

【主治】治疗牛皮癣。

九味消银散

【组成】白花蛇舌草、乌梢蛇各60克，三七粉、苦参各50克，白鲜皮、土槿皮、赤芍、丹参、当归各30克。

【制法】将上药共研为细末，装入0.3克胶囊。

【用法】用药前3天每日1粒，用药第4天起每日3次，每次2粒，均为饭后服用。20天为1个疗程。

【主治】清热解毒，凉血活血。主治银屑病。

醋浸鸡蛋

【组成】鲜鸡蛋10个，陈醋适量。

【制法】将鸡蛋用醋浸泡7~10天，取出，去蛋壳，将蛋黄、蛋清调匀储于瓶内。

【用法】用时以棉花球蘸取醋蛋糊涂抹患处，每日数次，每次2分钟。

【主治】散瘀，解毒，生肌。用治牛皮癣、神经性皮炎。

明矾凤仙方

【组成】明矾6克，白凤仙花12克。

【制法】研细调匀，涂于患处。

【用法】每日数次。

【主治】治疗牛皮癣。

韭菜大蒜方

【组成】韭菜、大蒜各50克。

【制法】将韭菜与去皮的大蒜共捣如泥状，放火上烘热。

【用法】用力涂擦患处，每日1~2次，连续数日。

【主治】散血，解毒。用治牛皮癣，对过敏性皮炎也有验证。

牛蹄甲方

【组成】牛蹄甲30克，香油少许。

【制法】将牛蹄甲烧存性，研为细末，用香油调匀。

【用法】涂抹患处，每日1次，半月余可愈。

【主治】散瘀，解毒，活血，杀虫。用治各部位的牛皮癣。

桃仁连翘汤

【组成】胡桃仁10克，连翘、桃花、大枣各15克，黄芪50克，桃仁、穿山甲、皂角、麻黄各6克，红花3克。

【制法】将上述药物加水煎煮，提取滤液、浓缩，加蜂蜜制成膏。

【用法】每次30克，每日2次，服用30日。

【主治】银屑病。

桂枝外洗方

【组成】桂枝、当归各12克，黑附片15克，花椒、苦参各30克，香菜子20克，夜交藤40克。

【制法】将上述药物用纱布包扎缝好，投入锅内加凉水约2千克浸泡30分钟后煎煮。煮沸后过滤取药液冷却至皮肤可以耐受的温度，热敷泡洗。

【用法】洗前用温水清洗皮损处，每日2~3次，每次泡洗10~30分钟。

【主治】寻常型银屑病。

祛风通络汤

【组成】忍冬藤、鸡血藤各60克，海风藤、络石藤、夜交藤各30克。

【制法】水煎取汁。

【用法】每日1剂，早、晚温服。治疗3个月，停药1年观察验证。

【主治】寻常型银屑病。

山楂汁

【组成】山楂适量。

【制法】将山楂洗净去核，捣烂如泥，取汁涂搽患处。

【用法】每日3次。

【主治】破血行瘀。用于血瘀型银屑病。

槐花散

【组成】槐花150克。

【制法】将槐花用文火炒黄，研为细末。

【用法】每服3克，每日3次，饭后以温开水送下。

【主治】清热泻火，凉血。用于血热型银屑病。

松香粉

【组成】纯净松香适量。

【制法】将松香制为粗末。

【用法】每服3~4克，每日2次，饭后以冷开水送下。服药后若有明显消化道不适感，应酌情减量。

【主治】祛风燥湿，拔毒排脓，生肌止痛。用于银屑病。

老茶树根方

【组成】老茶树根30~60克。

【制法】将老茶树洗净切片，加水煎汤服用。

【用法】每日1剂，分2次服。

【主治】清热凉血，止痒。用于血热型银屑病。

土槐饮

【组成】土茯苓30克，生槐花30克，生甘草9克。

【制法】水煎或泡水。

【用法】代茶饮。

【主治】牛皮癣进行期，亚急性、慢性湿疹、脂溢性皮炎。

癣药浸液

【组成】百部9克，斑蝥（去头足）4.5克，槟榔尖9克，白及9克，马钱子9克，樟脑4.5克，土槿皮9克，白芷9克，土大黄15克。

【制法】上药浸于高粱酒250克中，为期1周，去渣取药液。

【用法】用药液少许搽患处，每日1~2次。

【主治】牛皮癣、头癣等。

龚氏治癣方

【组成】细辛3克，马钱子（生用不去毛）3克，生草乌3克，硫黄3克，雄黄6克，生白矾6克，冰片3克。

【制法】上药共研细末，用酒精100毫升浸泡1周。

【用法】用棉签蘸药汁外搽患处，每日1~2次，以愈为度。

【主治】各种牛皮癣、顽癣久治不愈之证。

山白草丸

【组成】山豆根90克，白鲜皮90

克，草河车90克，夏枯草45克，鱼腥草90克，炒三棱45克，炒文术45克，王不留行45克，大青叶45克。

【制法】上药共研成细末，炼蜜为丸，每丸重6克。

【用法】每日服2次，每次3丸，开水送服。

【主治】银屑病静止期，皮损较厚者。

红粉膏

【组成】红粉研末6克，玉黄膏30克。

【制法】调和成膏。

【用法】薄薄涂皮损上（开始用时，先试涂一小片，观察有无过敏反应），大面积皮损慎用。

【主治】银屑病。

粉刺（痤疮）

粉刺是指在颜面部、胸背等处发生炎症性丘疹，挤之有米粒碎样白色粉质，又名肺风粉刺。现代医学称为痤疮。

丹紫黄白汤

【组成】丹参20克，紫草10克，大黄9克，白花蛇舌草20克，神曲15克。

【制法】煎2遍和匀。

【用法】每日1剂，早晚分服。

【主治】丹参活血化瘀，近代研究发现，丹参酮抗菌消炎，有报告称可用于治疗痤疮；紫草凉血解毒，近代研究发现有抑菌消炎作用；大黄有泻火凉血、通便解毒之功；白花蛇舌草清热解毒，为治疗疮疖肿毒之良药。因为以上4药均为寒凉之品，恐碍脾胃，故用神曲以保护脾胃。

清热凉血方

【组成】桑皮25克，当归15克，生地15克，丹皮15克，赤芍1.5克，黄芩10克，桃仁10克，红花10克，茜草10克。

【制法】水煎。

【用法】早晚各服1次。

【主治】肺风粉刺。

丹紫黄白汤

【组成】丹参20克，白花蛇舌草

20 克，紫草 10 克，制大黄 9 克，神曲 15 克。

【制法】煎 2 遍和匀。

【用法】每天 1 剂，早晚分服。

【主治】青年男女颜面、胸及背部等皮脂腺发达部位痤疮或伴发丘疹、脓疮者。

黄芩清肺饮

【组成】黄芩、天花粉、葛根、生地黄、赤芍、川芎各 9 克，当归、红花各 6 克，薄荷 1 克。

【制法】水煎。

【用法】每日 1 剂，早晚分服。

【主治】痤疮。

地公芍药汤

【组成】生地黄30克，蒲公英15克，赤芍、牡丹皮、重楼、昆布、夏枯草、海藻、炒莪术、炒三棱各9克。

【制法】水煎。

【用法】每日 1 剂，早晚分服。

【主治】囊肿性痤疮。

白果仁

【组成】白果仁适量。

【制法】每晚临睡前用温水将患部洗净（勿用肥皂或香皂）。取除掉外壳的白果仁，切去一部分使之成为平面，用以频搽患部，边搽边削去用过的部分，以利药汁渗出。

【用法】每晚用 1~2 枚白果仁搽遍患部即可。

【主治】痤疮（青春痘、酒刺、粉刺）。

痤疮搽剂

【组成】白果、天仙子、赤石脂、密陀僧、硫黄、樟脑各 10 克，冰片 3 克。

【制法】将上药共研细末，加入 75% 乙醇 300 毫升中，分瓶装之，密封 5 天后即可使用。

【用法】用前将药物充分摇匀未见沉淀，以棉签蘸药外搽皮损处。早晚各 1 次，10 天为 1 个疗程。

【主治】痤疮。

紫丹饮

【组成】紫草 10 克，丹参 15 克。

【制法】开水冲泡。

【用法】每日1剂，开水泡2小时后，早、中、晚分3次服之。

【主治】青年男女颜面、上胸及背部等皮脂腺发达部位痤疮或伴发丘疹、脓疱者。

黄褐斑

黄褐斑又称肝斑，是面部黑变病的一种发生于面部的色素沉着性皮肤病。多因女性内分泌失调、精神压力大、各种疾病（肝肾功能不全、妇科病、糖尿病）、体内维生素缺乏及外用化学药物刺激引起。损害为黄褐色或咖啡色的斑片，形状不同，大小不等，边界明显，表面平滑，无鳞屑，无炎症，无自觉症状。常对称分布于面部，形成蝴蝶样。

本病中医学称“面上杂病”“黧黑斑”“面尘”“蝴蝶斑”等范畴。多为邪犯肌肤，气血不和，肝郁气滞，气滞血瘀所致。肝失条达，气机郁结，郁久化火，灼伤阴血，血行不畅，可导致颜面气血失和；脾气虚弱，运化失健，不能化生精微，则气血不能润泽于颜面；肾阳不足、肾精亏虚等均可导致。

祛斑膏

【组成】天花粉、鸡蛋清各适量。

【制法】将天花粉研细，用鸡蛋清调匀成膏。

【用法】用药前先用热水将脸洗净，并用热毛巾将面部皮肤捂热，将药膏于面斑上涂擦1层。每日午休和夜睡前各1次，起床后将药洗去，连用1~3个月。

【主治】祛斑，增白。用治面部黄褐斑。

龙眼桂花酒

【组成】龙眼肉150克，桂花60克，白糖120克，白酒2000毫升。

【制法】将上4味共置酒坛内，密封储存，时间越长越好，至少半年，滤取酒液即成。

【用法】每次服30毫升，每日2次。

【主治】益心脾，补气血。用于黄褐斑，妇女体虚，面色无华，更年期失眠多梦，心悸怔忡等。

消斑汤

【组成】熟地18克，山药20克，茯苓、泽泻各15克，黄柏、菊花各12克，牡丹皮、山萸肉、枸杞子、陈皮各9克。

【制法】水煎。

【用法】每日1剂，早晚分服。

【主治】滋补肝肾，滋阴泻火。用治黄褐斑。

杏仁蛋清方

【组成】杏仁、鸡蛋清、白酒各适量。

【制法】杏仁浸泡后去皮，捣烂如泥，加入蛋清调匀。

【用法】每晚睡前涂搽，次晨用白酒洗去，直至斑退。

【主治】黄褐斑。

五白糕

【组成】白扁豆、莲子、白茯苓、山药各 50 克，白菊花 15 克，面粉 200 克，白糖适量。

【制法】将白扁豆、莲子、白茯苓、山药、白菊花研为细末，与面粉调匀，加水及鲜酵母揉匀后发酵，发好后掺入白糖，上笼蒸熟即成。

【用法】作点心食用。

【主治】健脾祛湿，润肤祛斑。用于黄褐斑。

桃花白芷酒

【组成】桃花 250 克，白芷 30 克，白酒 1000 毫升。

【制法】将桃花、白芷浸入白酒内，密封储存，每日摇荡1次，30日后去渣即成。

【用法】每次服10~20毫升，每日2次，服药的同时应取少许酒液于手掌中，双手对擦至热时，即来回揉搓洗净的面部患处，每次5~7分钟，每日2次。

【主治】活血通络，润肤祛斑。用于黄褐斑。

覆盆子散

【组成】覆盆子 500 克。

【制法】将覆盆子研为细末。

【用法】每次服 10 克，每日 1 次，用白酒送下。

【主治】补益肝肾，润泽肌肤。适用于黄褐斑。

荆芷玉容膏

【组成】荆芥、菊花各 25 克，白芷、生晒参、白及、木瓜、苦参、土茯苓各 50 克。

【制法】将上述药物研成粗粉如米粒大，加入 10 倍量水煎煮 3 次，每次 1 小时。将滤液混匀，低温浓缩至稠膏状，常温下相对密度 1.4，加入 1000 克雪花膏，充分混匀、分装、灭菌备用。

【用法】取适量早晚搽脸。8 周为 1 个疗程，治疗期间停用一切化妆品和其他治疗方法。

【主治】黄褐斑。

荷花茶

【组成】干荷花、绿茶各5克，月季花3克。

【制法】将上述3味用滚开水200毫升冲浸15分钟。

【用法】当茶饮，经常服。

【主治】活血祛斑。适用于面部色素斑。

茉莉花子方

【组成】茉莉花子适量。

【制法】将茉莉花子研成极细粉末。

【用法】当化妆粉外搽，每日1次。

【主治】增白，祛斑。治疗黄褐斑。

苍耳散

【组成】苍耳子适量。

【制法】将苍耳子洗净、焙干，研成细末。

【用法】每次饭后服3克，每日3次。

【主治】祛风和血。治疗雀斑。

活血汤

【组成】丹参100克，毛冬青50克，当归、坤草各20克，红花、桃仁、泽兰、三棱、郁金各15克。

【制法】水煎。

【用法】每日1剂，早晚各服1次。每次服药时加服蜈蚣粉5克。

【主治】黄褐斑，症见面部有浅或深的褐斑，或伴皮肤甲错。

珍珠母

【组成】珍珠母（先煎）30克，白菊花9克，白僵蚕、茵陈、夏枯草、六月雪、白茯苓、柴胡、生地黄、女贞子各12克，炙甘草4.5克。

【制法】水煎。

【用法】每日1剂，12天为1个疗程。

【主治】黄褐斑。

雀斑

雀斑是一种面部常见的像针尖或芝麻大小的黄褐色或暗褐色斑点，如雀卵之色的皮肤病。本病始发于学龄前儿童，少数至青春期发病，女多于男，多伴有家族病史。其临床表现为：皮损为黄褐色或淡黑色针尖至绿豆大的斑疹，散在或聚集分布，好发在鼻梁部及眶下，但颈部、手臂、手背、小腿亦可发生，无任何自觉症状。夏日晒后显著，冬季避晒减轻。中医亦称本病为“雀斑”。其基本病机为肾水不足，肌肤不荣，或火郁脉络，肌肤失养。

白僵蚕散

【组成】白僵蚕、白附子、白芷、山柰、石膏、滑石、硼砂各 9 克，白丁香 3 克，冰片 1 克。

【制法】上药共为细末。

【用法】临睡前用水和少许药搽面。

【主治】祛风燥湿，解毒散结。适用于雀斑。

养血美容汤

【组成】当归、地黄、北沙参各 15 克，白芍、红花、香附、党参、炒白术各 10 克，川芎、云茯苓、木香各 6 克。

【制法】水煎。

【用法】每日 1 剂，早晚分服。

【主治】养血消斑。适用于雀斑。

艳容膏

【组成】白芷、菊花各 9 克，白果 20 个，红枣、珍珠粉各 15 克，猪胰 1 个。

【制法】上药中将珍珠粉研面，余俱捣烂拌匀，外以蜜拌酒酿炖化，入前药蒸过。

【用法】每晚搽面，清晨洗去。

【主治】疏风清热，润肤白面，祛湿化痰。适用于雀斑。

玉肌散

【组成】绿豆 250 克，白芷、滑石各 30 克，白附子 6 克。

【制法】将上药共捣碎，研为细末，混匀，装瓶备用。

【用法】每取药末 15 克，加水调匀，洗浴面部。每日 1~2 次。

【主治】清热祛风，润肤退斑。用于雀斑、皮肤粗糙、酒糟鼻等。

双豆百合汤

【组成】绿豆 50 克，赤小豆、百合各 20 克，蜂蜜适量。

【制法】按常法煮汤服食。

【用法】每日 1 剂。

【主治】清热祛湿，润肤祛斑。

桃花冬瓜子方

【组成】桃花、冬瓜子仁各等量。

【制法】桃花阴干研末，冬瓜子仁研末，共同和蜂蜜调匀。

【用法】每晚以此涂擦面部，次晨

洗净。

【主治】理气活血，润肤祛斑。治疗雀斑。

牵牛花种子

【组成】黑色牵牛花种子适量。

【制法】将黑色牵牛花之种子研为粉末，加入蛋白。

【用法】睡前涂于脸上，翌晨洗去。

【主治】连续使用1星期，可消除雀斑。

桃花粉

【组成】桃花、冬瓜种子、蜂蜜各适量。

【制法】桃花阴干和干燥冬瓜种子同量混合研为细末，加入蜂蜜调匀。

【用法】于睡前涂于患部，晨起洗净。

【主治】祛斑，美容。

冬瓜莲子粉

【组成】冬瓜仁250克，莲子粉25克，白芷粉15克。

【制法】合研为细粉。

【用法】每日饭后用开水冲服1汤匙，非常有效。

【主治】祛斑美容。

糯米膏

【组成】糯米30粒，生石灰半酒杯，碱面6克。

【制法】先将碱用温水溶化，然后倒入石灰内拌匀成泥状，再倒入另一稍大的杯中，将糯米扎入石灰泥内1/2，把石灰泥杯覆盖在潮湿地上，12小时后糯米已熟，将上半部熟米调匀成膏。

【用法】用时针挑此膏点涂在雀斑上。涂后稍有痒痛感，约10分钟可消失。

【主治】祛黑消斑。用治雀斑。

扁平疣

扁平疣，俗名“扁瘊”。扁平疣是一种较常见的病毒性赘生物。本病好发于颜面、手背或前臂、肩胛等处。多见于青年男女，尤以青春期少女为多。多因外感风热之毒、内动肝火、蕴于肌肤所致。临床可见发生于颜面、手背和前臂的米粒至高粱粒大的扁平丘疹，颜色呈黄褐色或正常皮色，多呈圆形、椭圆形或多角形，数目很多，零星分散，或簇集成群如串珠，互相融合，或与寻常疣并发。可自愈亦可复发。在祖国医学中统属于疣类。

贼附莪术汤

【组成】香附、莪术各100克，木贼50克，大青叶、板蓝根各60克。

【制法】上药加水2000毫升浸泡20分钟后煎沸5~10分钟，将药液倒入盆内。

【用法】待温，用毛巾蘸药液用力洗擦患处，再浸泡患处30分钟。一剂可用4天，重复使用10天为1个疗程。

【主治】扁平疣。

参归麻仁汤

【组成】当归10克，丹参、牡蛎（先煎）、火麻仁各30克，炮穿山甲6克，乌梅9克，丁香3克，生姜皮5克。

【制法】水煎。先用冷水浸泡炮穿山甲30分钟，再放入当归、丹参、乌梅、丁香、火麻仁、生姜皮浸泡15~30分钟。牡蛎另浸泡先煎，煎开后再煎20分钟，再将余药加入，一起文火煎沸后再煎20~30分钟，过滤取汁，药渣再加水煎2次，将2次煎液混合为300~350毫升。

【用法】每日1剂，日服2次，早晚或中晚饭后1小时温服。

【主治】神经性皮炎、慢性湿疹苔藓化、顽癣、鱼鳞癣、毛发角质症、脂溢性干性皮炎、银屑病、扁平疣、寻常疣等顽固性皮肤病均可用之。常服本方对皮肤有柔润作用。

千里光汤

【组成】苦参、紫草、蛇床子、千里光各30克。

【制法】上药加水700毫升，煎至500毫升，将药液倒入盆内。

【用法】待温用毛巾蘸药液反复擦洗患处，每次洗30分钟，每日1剂，日洗2次。药凉加温再洗。

【主治】扁平疣。

归红莪棱汤

【组成】当归、红花、紫草、赤芍、白芍、蒺藜、三棱、莪术各10克，丹参、鸡血藤、玄参各15克，牡蛎30克。

【制法】水煎。

【用法】每日1剂，日服3次。

【主治】扁平疣久治不愈者。

木贼外洗方

【组成】木贼、银花、香附各30克，白芷、桔梗、红花、甘草各 10 克。

【制法】上药加水2000~2500毫升，泡10~20分钟，煮沸后以温热适度洗之。

【用法】洗时可用纱布或毛巾在患处稍用力搓之，以促使药物向疣组织内渗透，每次洗 20 分钟或药液凉为止。洗时其疣表面微红为佳，洗后片刻即可看到疣之表面的药迹，7 天左右结痂（疣）脱落，不留任何痕迹而痊愈。

【主治】扁平疣。

消疣汤

【组成】板蓝根 30 克，紫草 15 克，马齿苋 30 克，生薏米 50 克（另煮熟食之或研细和服）。

【制法】煎 2 遍，第 1 次煎 30 分钟后滤净，药渣再加水煎 30 分钟，滤净与头煎和匀，先用水浸泡 1~2 小时再煎。

【用法】每天 1 剂，每日 3 次分服。扁平疣并可用此方煎汤外洗。

【主治】扁平疣、传染性软疣及寻常疣三者之病均由外感毒邪蕴结肌肤所致，现代认为都是由病毒引起，故以板蓝根、马齿苋、紫草凉血清热解毒，现代研究表明上药均有抗病毒作用；生薏米清湿热而消疣。合而用之为抗病毒消疣之良方。

紫色疽疮膏

【组成】轻粉 9 克，红粉 9 克，琥珀粉 9 克，乳香粉 9 克，血竭 9 克，冰片 0.9 克，蜂蜡 30 克，香油 120 克，珍珠粉 0.9 克。

【制法】锅内盛油，在火上开后离火，将前 5 种药粉入油内溶匀，再入蜂蜡，使其完全溶化，将冷却时兑入冰片、珍珠面搅匀成膏。

【用法】贴敷患处。

【主治】扁平疣、鼠疮（淋巴结核）、臁疮、顽疮等。

贼香合剂

【组成】木贼草 30 克，香附 30 克。

【制法】上 2 味药加水 1500 克，煎沸后倒入盆中。

【用法】疣长于手足者，可温泡并反复淋洗揉搓；疣长于面部或身体其他部位者，可用棉花浸透药液，放在疣表面轻轻揉搓。

【主治】寻常疣。

蛇床子洗剂

【组成】蛇床子60克，地肤子60克，白鲜皮60克，明矾60克。

【制法】加水浓煎。

【用法】趁热擦洗患处，每次擦洗

30分钟，每日2~3次，连用10天，1剂药可用6次，愈后不留痕迹。

【主治】寻常疣。

带状疱疹

带状疱疹是由水痘一带状疱疹病毒引起的急性炎症性皮肤病。儿童感染后，可发生水痘，部分患者感染后成为带病毒者而不发生症状。患者感染后病毒可长期潜伏于脊髓神经后根神经节的神经元内，当抵抗力低下或劳累、感染、感冒发热、生气上火时，病毒可再次生长繁殖并沿神经纤维移至皮肤而产生炎症。临床主要表现为皮疹初起为皮肤发红，随之出现簇集成群的绿豆大小的水疱，沿一侧周围神经作群集带状分布，皮疹在红斑的基础上出现群集的丘疹、水疱（粟粒至绿豆大小），疱液清亮，严重时可呈血性或坏死溃疡；皮疹单侧分布呈带状，自觉疼痛，剧烈难忍。疼痛可发生在皮疹出现前，表现为感觉过敏，轻触诱发疼痛。疼痛常持续至皮疹完全消退后，遗留暂时性红斑或色素沉着，可持续数月之久。发疹前常有低热、疲倦、失眠、食欲缺乏等轻重不一的前驱症状。局部皮肤有灼热和刺痛的感觉，1~2天后出现皮疹。有时刺痛和皮疹同时发生。多发于腰腹部，形似一条火红色的龙缠绕于腰间。本病中医学称“缠腰火龙”“缠腰火丹”，俗称“蛇丹”“蜘蛛疮”。多由于情志内伤，肝气郁结，久而化火，肝经蕴热，外溢皮肤而发；或脾失健运，湿邪内生，或感染邪毒，蕴结肌肤而成；老年体弱者多因血虚肝旺、气血凝滞，致疼痛剧烈，病程迁延。本病具有自限性，中医治疗以清热利湿解毒治其因，化瘀通络理气治其果。

利湿清热方

【组成】生地30克，黄芩9克，赤苓9克，泽泻9克，车前子9克，木通4.5克，六一散9克。

【制法】水煎。

【用法】早晚分服。

【主治】带状疱疹，急性湿疹，下肢丹毒。

雄黄膏

【组成】雄黄500克，如意金黄膏

450 克，蟾酥 6 克，生白矾 450 克，冰片 6 克，凡士林 6000 克。

【制法】各药研细面，调匀成膏。

【用法】外敷患处。

【主治】带状疱疹。

玉露膏

【组成】秋芙蓉叶（干后研细末）60 克，凡士林 310 克。

【制法】调成油膏。

【用法】直接涂在疮上，外用纱布固定。

【主治】带状疱疹，丹毒等。

吴氏验方

【组成】竹竿梢 5 个（每个约 3 寸长），冰片 1 克。

【制法】先把竹竿焙成炭，研成细末，再兑入冰片研匀。

【用法】用香油调涂患处，1 日 2 次。

【主治】带状疱疹。

带状疱疹良方

【组成】雄黄、吴茱萸、薏米各等份。

【制法】共研细末，冷开水调成糊状。

【用法】外搽患处。

【主治】带状疱疹。

黑芝麻糖酒

【组成】黑芝麻、黄酒、白糖各适量。

【制法】黑芝麻微炒，研末；每次用黑芝麻与黄酒各 3 汤匙，调匀，加入碗中用水炖，水开 15 分钟后加适量白糖调味即可。

【用法】晨起空腹或饭后 2 小时服用，每日 2 次。

【主治】带状疱疹。

化带解毒汤

【组成】马齿苋、大青叶各 15 克，黄连、苦参、泽泻、黄芩、牡丹皮、柴胡各 10 克，金银花 30 克。

【制法】将上药以水煎煮，取药汁 2 次。

【用法】每日 1 剂，早晚 2 次分服。

【主治】带状疱疹。

五香粉

【组成】木香、降香 100 克，乳香、丁香、香附各 150~200 克。

【制法】将上述药物研碎成末，过筛，即可装瓶备用。

【用法】用时先清洗脐部，然后将五香粉填满脐窝，再外贴伤湿止痛膏，每日 1 次。7 日为 1 个疗程。

【主治】带状疱疹。

仙人掌米泔水

【组成】鲜仙人掌、炒粳米粉、米泔水各适量。

【制法】仙人掌去皮、刺，放入石臼中捣烂，再放入炒粳米粉、米泔水捣和均匀成黏胶状。

【用法】敷于患处，外盖塑料布，然后用绷带固定，每隔3~4小时换药1次。

【主治】带状疱疹。

银花紫草茶

【组成】金银花10克，紫草5克。

【制法】金银花、紫草洗净，入茶杯用沸水冲泡。

【用法】代茶频饮。可冲泡3~5次。

【主治】带状疱疹。

白癜风

白癜风又称白驳风、白癜、斑白，是一种后天性的以局部或泛发性色素脱失、形成白斑为特征的色素性皮肤病。常因皮肤色素消失而发生大小不等的白色斑片，好发于颜面和四肢，常无自觉症状。白斑部皮肤正常，只有对称性的大小不等的色素脱失症状。白癜风周边常可见黑色素增多现象，皮损大小、形状、数目因人而异，可发生于人体表皮任何部位。此病少数可自愈，多数发展到一定程度后长期存在，只影响容貌，不影响身体健康，可用染色剂遮盖，一般可不予治疗。其基本病机为气血失和，或精血不足，皮毛失去濡养。

本病中医学又称“白癜”“白驳风”。多由风邪搏于皮肤，血气不和所致。近代医家在继承前世学说的同时，提出了本病发病的三大看法：肝郁致病论、血瘀致病论、脏腑功能失调病论。

补骨脂酊

【组成】补骨脂300克，浓度75%酒精600毫升。

【制法】将补骨脂碾碎置酒精中，浸泡7昼夜，过滤去渣备用。

【用法】治疗时用棉球蘸药涂患处，并摩擦5~15分钟。

【主治】白癜风，疣症。

白斑酊

【组成】白矾、白倍、制附子、补骨脂各适量。

【制法】以浓度95%酒精浸泡以上诸药制备。

【用法】涂搽患处。

【主治】白癜风。

固表祛风汤

【组成】生黄芪20克，党参、煅自然铜、当归各12克，桂枝、川芎各4.5克，白蒺藜、防风各15克，白术、制香附各9克。

【制法】水煎。

【用法】每日1剂，分2次温服。

【主治】卫阳不固、风郁客表之白癜风。

消风饮

【组成】鲜桑白皮1.5千克，桑葚子500克，何首乌2.5千克，生地250克，白蒺藜250克，补骨脂250克，益母草500克，元参250克。

【制法】上药用水煎后，去渣浓缩成1000毫升，加入蜂蜜500毫升，收成1200毫升。

【用法】1日3次，每次20~30毫升。

【主治】白癜风。

参芪防风散

【组成】党参15克，黄芪、茯苓、何首乌、丹参、蒺藜各20克，白术、淮山、红花、当归、防风、白扁豆各10克，砂仁6克（后下）。

【制法】将上药以水煎煮，取汁200克。

【用法】每日1剂，分2次服用。

【主治】白癜风。

沙苑子猪肝

【组成】沙苑子60克，猪肝1副。

【制法】将沙苑子研末；将猪肝煮熟，切片。

【用法】将猪肝蘸沙苑子食用，每日1次。

【主治】白癜风。

通窍活血汤

【组成】桃仁、川芎、白芷各9克，红花6克，赤芍、鲜姜各10克，葱3根（切碎），红枣7枚（去核），黄酒100克。

【制法】将上述所有药物投入约250克温热水中，浸泡30分钟，小火煎熬10分钟后复煎第2次，方法同前；将2次煎煮所获药液混合后加黄酒100克，再煎2沸。

【用法】早晚2次分服。儿童酌减。1个月为1个疗程，2个疗程间隔5日。最长观察6个疗程，6个疗程无效者停药。

【主治】白癜风。

韭菜炒虾皮

【组成】韭菜250克，虾皮、菜油、黄酒、盐、味精适量。

【制法】韭菜洗净，切成2~3厘米长的段，虾皮加酒、水浸发。菜油烧熟待温，下虾皮（连汁），再加入韭菜段翻炒，稍加水煮沸，加盐、味精调味即可。

【用法】佐餐食用。

【主治】白癜风。

祛风固表方

【组成】白蒺藜50克，白茯苓、生黄芪、补骨脂、当归、丹参、鸡血藤各30克，红花、防风各15克。

【制法】将上药共研末，用纯枣花蜜炼蜜为丸，每丸10克。

【用法】口服，1日2次，每次1丸。1个月为1个疗程，治疗1~2个疗程。

【主治】主治白癜风。

白芷酒

【组成】白芷100克。

【制法】将上药打碎成粗粒，加入70%酒精500毫升，浸泡10天，过滤，加入氮酮50毫升备用。

【用法】用棉签涂搽药液于患部，每日2次，涂药后适度日晒患部。个别顽固病例，另取白芷6克研末，日分2次冲服。

【主治】白癜风。

消白方

【组成】鲜桑枝1500克，桑葚子500克，益母草500克，玄参250克，何首乌250克，生地黄250克，白蒺藜250克，补骨脂250克。

【制法】上药煎熬，去渣，浓缩成1000毫升，加入蜂蜜500毫升，收成1200毫升。

【用法】每日服3次，每次20~30毫升。一般连服上方2料即可见效，如未愈，可继服3~4料。

【主治】白癜风。

如意黑白散

【组成】旱莲草90克，白芷60克，何首乌60克，沙蒺藜60克，刺蒺藜60克，紫草45克，重楼30克，紫丹参30克，苦参30克，苍术24克。

【制法】上药研细末，收储勿泄气。

【用法】每天服3次，每次服6克，开水送下。

【主治】白癜风。

荨麻疹

荨麻疹是一种常见的瘙痒性过敏性皮肤病，是由各种因素致使皮肤黏膜血管发生暂时性炎性充血与大量液体渗出造成局部水肿性的损害，可分为急性荨麻疹、慢性荨麻疹、血管神经性水肿与丘疹性荨麻疹。其临床表现为局限性风疹块样损害，全身泛发大小不一的风团，呈圆形、椭圆形或不规则形，颜色淡红或苍白，周围有红晕，骤然发生并迅速消退，愈后不留任何痕迹，有剧烈瘙痒及烧灼感。有的可见口唇、咽喉水肿，腹痛，恶心呕吐，自觉烦躁不安、心慌。还有的妇女，往往在月经来潮前呈周期性发作。荨麻疹属过敏性皮肤病，一般经1~2周可望治愈。若不能有效地排除发病原因，恰当地医治，往往会形成慢性荨麻疹，可反复发作，瘙痒难忍。

本病中医学称“隐疹”。由禀性不耐，对某些物质过敏所致。如风寒外袭，营卫失调；或风热之邪留恋，外不得透达，内不得疏泄而致；或饮食所伤，湿热内蕴，郁于肌肤；或年老体弱，气血亏虚，血虚生风所致；或妇女胎产，冲任失调，肝肾不足，肌肤失养，生风化燥所致。中医治疗原则为祛风散寒，除湿止痒。根据“治风先治血，血行风自灭”的原理，常在组成中配伍养血滋阴的中药。

祛风止痒方

【组成】生黄芪30克，巴戟天、橘核各15克，白术、续断各12克，桂圆肉10克。

【制法】水煎。

【用法】每日1剂，早晚分服。

【主治】慢性荨麻疹，阳虚感邪之证。

利湿祛疹汤

【组成】苍术5克，白术30克，茯苓15克，荆芥15克，牡丹皮15克，防风9克，白蒺藜12克，白僵蚕10克，川芎9克，丹参15克，黄芩10克，龙骨（先煎）15 克。

【制法】水煎。

【用法】每日 1 剂，早晚分服。

【主治】慢性荨麻疹。

驱疹汤

【组成】白鲜皮 30 克，生地黄 24 克，槐花 24 克，苦参 15 克，蝉蜕 12 克，牡丹皮 12 克，赤芍 9 克，防风 9 克，地龙 9 克，甘草 6 克。

【制法】水煎。

【用法】每日 1 剂，分 3 次服。连服 9 剂为 1 个疗程。

【主治】顽固性荨麻疹。

消疹方

【组成】荆芥穗 6 克，防风 6 克，姜虫 6 克，金银花 12 克，牛蒡子 9 克，丹皮 9 克，紫背浮萍 6 克，干生地 9 克，薄荷 4.5 克，黄芩 9 克，蝉衣 4.5 克，生甘草 6 克。

【制法】水煎。

【用法】每日 1 剂，分 2 次服。

【主治】急性荨麻疹。

消风清热饮

【组成】荆芥 9 克，防风 9 克，浮萍 9 克，当归 9 克，赤芍 9 克，大青叶 9 克，黄芩 9 克，蝉衣 6 克。

【制法】水煎。

【用法】早晚分服。

【主治】急性荨麻疹。

过敏煎

【组成】防风、银柴胡、乌梅、五味子各 10 克。

【制法】水煎。

【用法】每日 1 剂，早晚服。

【主治】过敏性荨麻疹，过敏性紫癜，过敏性哮喘等过敏性疾病。

止痒永安汤

【组成】荆芥 9 克，防风 9 克，桂枝 9 克，羌活 9 克，当归 9 克，赤芍 9 克，桃仁 9 克，红花 9 克，麻黄 6 克，白芷 6 克，蝉衣 6 克。

【制法】水煎。

【用法】分 2 次分服。

【主治】冷激性荨麻疹。

百部酒

【组成】百部300克，75%的酒精600克。

【制法】将百部碾碎置酒精中，浸泡 7 昼夜，过滤去渣备用。

【用法】用棉棒毛刷蘸涂。

【主治】荨麻疹、神经性皮炎等瘙痒性皮肤病。

多皮饮

【组成】桑白皮15克，白鲜皮15克，赤苓皮15克，冬瓜皮15克，扁豆皮15克，地骨皮9克，五加皮9克，干姜皮6克，大腹皮9克，粉丹皮9克，川槿皮9克。

【制法】水煎。

【用法】每日1剂，分2次服。

【主治】亚急性、慢性荨麻疹。

冻疮

冻疮是由于受寒冷刺激引起局部血管痉挛，瘀血所致。好发于手、足及面部。皮损初起为局限性充血，继而肿胀，严重时可生水疱，疱破后形成溃疡，愈后可有色素沉着。祖国医学亦称“冻疮”。

冻疮膏

【组成】肉桂、紫草、熟地各15克，木香身3克，黄柏30克，炒苍术30克。

【制法】上药共为细末，用适量凡士林调成软膏。

【用法】涂敷患处。

【主治】冻疮。

白萝卜水

【组成】白萝卜适量。

【制法】每年冬季来临之际，买几斤普通的白萝卜回来，将白萝卜洗净后切成块，放在锅中加适量清水煮，待白萝卜稍烂即可。

【用法】将白萝卜捞起正常食用，而煮过的白萝卜水用来洗脚。所用白萝卜水应尽量烫些，洗的时间久些，并用手或毛巾反复揉搓易生冻疮之处。一般1个星期洗2~3次，坚持3~4个星期即可见效。

【主治】冻疮。

冻疮良方

【组成】甘草、黄芪各20克。

【制法】上药加水1000毫升，煎后泡洗患处。

【用法】每日3次，每次20分钟，每剂可洗3次。

【主治】冻疮。

白及凡士林膏

【组成】白及10克，凡士林100克。

【制法】先将白及研成细末，再将凡士林加入白及粉中调成软膏。

【用法】外涂患处，每日3次。连用10日可治愈。

【主治】冻疮。

葱姜蒜泥

【组成】大葱、大蒜、生姜各适量。

【制法】将大葱、大蒜和生姜共同捣制成泥状。

【用法】将做好的泥状物涂于易生冻疮部位，每日3~5次。

【主治】冻疮。

樱桃泡酒

【组成】樱桃、75%的酒精（高度白酒）各适量。

【制法】将鲜樱桃放入瓶内，加入75%的酒精（高度白酒）密封。放于阴凉处或冰箱冷藏室中。

【用法】用酒精樱桃液涂搽冻疮部位，每日3~4次。如局部已破溃并有感染时，可先用此液洗去脓液，再取酒精浸泡过的樱桃数枚，去核捣烂如泥，敷于患处，最后用纱布包扎，每日1~2次。

【主治】冻疮。

化瘀止痒方

【组成】当归、黄柏各30克，麻油20毫升，蜂蜡适量。

【制法】将前2味药和麻油混匀，放入铜器中，加热10分钟左右，然后放适量蜂蜡，待蜡熔化，即可将油收起，待冷后即成软膏。

【用法】用时先以浓茶或甘草汤洗净冻疮部，拭干，然后再涂本膏，每日1~2次。

【主治】冻疮。

辣椒水

【组成】晒干的红辣椒适量。

【制法】用晒干的红辣椒泡在烧开的水中。

【用法】待辣椒水微冷后，把冻伤的手或脚放进水中，泡到水凉后拿出来，然后把泡在水中的红辣椒取出来，贴在冻伤部位，用布包好，最好是在晚上临睡觉前做，次日早上取下来，使用2次便可痊愈。如果症状严重，可再接着用几日。

【主治】冻疮。

疥疮

疥疮是由于疥虫感染皮肤引起的接触传染性皮肤病。此症初起，形如芥子之粒，故名疥疮。大多是因个人卫生不良，或接触患有疥疮之人而被传染，也有的是因风、湿、热、虫郁于肌肤所引起。临床表现为皮肤剧烈瘙痒（晚上尤为明显），皮疹好发于手指缝、手腕曲侧、肘窝、腋窝、乳房周围、脐周、大腿内侧等部位。疥疮传染性很强，在一家人或集体宿舍中往往相互传染。感染疥疮后，首先出现皮肤刺痒，同时出现小皮疹，初起皮疹多见于皮肤潮湿柔软处（如手指间、手腕部位皮肤），继之传播到身体其他部位如肘、腰部、腋窝、腹部及阴部等处。

本病中医学称“虫疥”“干疤疥”。多因起居不慎，接触疥虫传染所致。一人患病可殃及家属或同居之人，虫郁于肤，气血失和，湿热蕴结，外泛肌肤而成。内服可吃清热、凉血、散风、解毒的食物，外治也应同时实行。

疥疮散

【组成】东丹 15 克，铁屑 15 克，明矾 15 克，花椒 15 克，硫磺 15 克，六一散 15 克。

【制法】共研细末，过筛备用。

【用法】先用葱白捣烂如泥，放在碗内，用文火烤热熏手掌，再用麻油擦在掌中，蘸药粉趁热搽患处。

【主治】疥疮瘙痒。

蟾蜍瘦肉汤

【组成】蟾蜍 2 只，瘦肉 50~100 克，旧陈皮 3 克。

【制法】蟾蜍先用米泔水养 2 天，剥去皮、头、爪、内脏，再用清水浸泡 2 小时，与后 2 味煲汤趁热服食。

【用法】每日 1 次。

【主治】疥疮。

疥疮方一

【组成】雄黄、硫黄、白芷、轻粉各 3 克。

【制法】共研细末，过细箩，分成 2 包，用时先洗澡，洗后用 120 克香油兑 6 克药面调匀。

【用法】放手心内在患处来回搓之，

将皮肉微微搓出血来，连洗 2 次搓 2 次。

【主治】疥疮。

疥疮方二

【组成】巴豆 9 克，水银 5 滴。

【制法】巴豆去壳捣烂，加入水银和匀如泥即成。

【用法】用净布将药泥包紧，蘸麻油少许，在患者的两手腕部、肘弯内、腋下等处（这些部位先用生姜擦 1 遍），轻轻揩擦，每日洗澡后擦 1 次，3 次即愈。

【主治】疥疮。

疥疮方三

【组成】川椒壳（微炒）30 克，硫黄 30 克，全斑蝥（微炒）5 个。

【制法】上 3 味共为细面，过筛，另用黑矾、白矾各 15 克，以水少许溶化开。和药面调成糊，用棉纸包数层埋在阴处，到时挖出使用。

【用法】先用热水洗澡，后用香油调搽，不论干湿均可，重者 3 次，轻者 1~2 次。

【主治】疥疮。

疥疮方四

【组成】大风子（去壳）30克，木鳖子（去壳）30克，水银30克，明矾30克，雄黄30克，硫黄45克，川椒15克，蛇床子30克。

【制法】共为细末，菜油调涂患处。

【用法】1 日 3 次。

【主治】疥疮。

杀虫祛疥方

【组成】硫黄、枯矾各 65 克，苍术、白芷、苦参、花椒、蛇床子、防风、荆芥、狼毒、绿豆各 30 克。

【制法】上药（除硫黄）共为细末，过筛，将药粉倒入熔化硫黄中，并充分拌匀，冷凝后再研成细粉，加凡士林适量搅匀为面团状，分成每 50 克一块备用。

【用法】用时先洗净全身，再用细纱布将药包好，在火上烤至药液浸出，用力涂至患处，再涂全身。每日早晚各涂1次，连续3天，第4天洗澡，换洗席、被、衣，此为1个疗程。一般1~2个疗程，应停药观察1周，无新皮损出现为痊愈。

【主治】疥疮。

矾雄消疥膏

【组成】白矾、雄黄各 25 克，硫黄 20 克，凡士林 80 克。

【制法】将前 3 味药共研细面，加凡士林混合调成膏。

【用法】外涂。

【主治】疥疮。

硫黄花椒汤

【组成】硫黄90克，花椒50克，雄黄、白鲜皮、黄柏、蛇床子各30克，苦参40克，青黛、明矾各20克。

【制法】上药用水2000毫升，放大砂锅内，用文火煎30分钟，浓缩为1000毫升。

【用法】每剂连煎4次，每日外洗1次。

【主治】疥疮。

百部硫黄汤

【组成】百部、蛇床子、大枫子、藜芦、川黄连、硫黄各30克，川花椒、苦参各15克。

【制法】将上药加水2000毫升，煎至1500毫升，睡前外洗患处。

【用法】1剂药可用2天。

【主治】疥疮。

麻疹

麻疹是由于感染麻疹病毒所致。以开始发热、目胞赤肿、眼泪汪汪、继出红色疹点为其主要特征。因其疹子隆起，状如麻粒，故名麻疹。本病一年四季均可发生，但以冬春二季较多，传染性很强，但发病一次，即有持久免疫，很少有第二次感染者。主要发生于半岁至5岁的小儿，尤以7个月至2岁的乳幼儿发病率最高。

解表汤

【组成】桑叶4.5克，蝉蜕1.5克，淡豆豉4.5克，芦根6克，薄荷1.5克，菊花3克，连翘4.5克，山栀1.5克，甘草1.5克。

【制法】水煎。

【用法】早晚分服。

【主治】麻疹前期，或风热感冒。症见发热、鼻塞、流涕，眼泪汪汪，咳嗽，声音嘶哑。

赵氏方一

【组成】银花10克，连翘10克，蝉蜕6克，芥穗3克，黄芩6克，薄荷3克，杏仁6克，生石膏18克，芦根12克，桔梗6克。

【制法】水煎。

【用法】早晚分服。

【主治】麻疹前期合并肺炎。症见身烧，喘憋，咳嗽喷嚏，重者鼻翼扇动，嗜睡，精神不振，指纹紫长或隐伏，脉象或浮或数或洪滑。

赵氏方二

【组成】连翘10克，银花10克，蝉蜕3克，浙贝10克，生石膏18克，花粉10克，杏仁6克，大青叶10克，麦冬10克，生草3克。

【制法】水煎。

【用法】早晚分服。

【主治】麻疹前期合并肺炎，咳嗽喘憋，呼吸不匀，鼻翼扇动，痰声辘辘，高烧壮热，昏迷嗜睡，经透视肺内有炎症改变者。

赵氏方三

【组成】银花10克，连翘10克，大青叶6克，浙贝10克，黄芩6克，知母6克，生石膏15克，麦冬10克，玄参6克，生草3克。

【制法】水煎。

【用法】早晚分服。

【主治】麻疹后期合并肺炎。身犹壮热，喘憋气促，痰壅嗜睡。

透疹四紫汤

【组成】紫浮萍1.5克，紫花地丁6克，紫草6克，紫菀3克，桑叶4.5克，芦根6克，蝉蜕3克，连翘4.5克，淡豆豉4.5克，山栀衣4.5克。

【制法】水煎。

【用法】早晚分服。

【主治】麻疹出疹期。麻疹开始透标或尚未出齐时，发热，烦躁，咳嗽。

祁氏经验方一

【组成】芥穗4.5克，薄荷4.5克，麻黄1.5克，金银花9克，射干4.5克，板蓝根9克，鲜芦根9克。

【制法】水煎。

【用法】早晚分服。

【主治】疹毒归肺，合并肺炎。症见疹点消失，面色光白，精神躁扰或昏迷，气喘，鼻翼扇动。

祁氏经验方二

【组成】金银花6克，麻黄1.5克，牛蒡子4.5克，杏仁4.5克，板蓝根6克，甘草3克，鲜芦根9克，生石膏15克。

【制法】水煎。

【用法】早晚分服。

【主治】疹毒过盛，表现为壮热不已，疹出逾期不收，疹色紫赤甚则成斑，面色黄赤，气喘，鼻扇肋动，烦躁不宁或谵妄，舌质红绛，苔黄厚腻，脉沉数。

祁氏经验方三

【组成】玄参6克，麻黄1.5克，生地6克，鲜芦根10克，麦冬6克，大青叶6克，知母6克，生栀子4.5克。

【制法】水煎。

【用法】早晚分服。

【主治】疹后余毒不尽，津液亏耗，肺燥失润，余毒归肺。表现为面色黄白不泽，潮热，烦躁不安，咽干，重则昏睡，谵妄，大便秘结或黏滞不爽，舌质红，少苔欠津，脉数无力。

祁氏经验方四

【组成】龟板9克，阿胶6克，玉竹9克，当归4.5，麦冬6克，甘草3克，牡丹皮6克。

【制法】水煎。

【用法】早晚分服。

【主治】平素体弱，正气不足，疹后气血俱耗，或失于治疗，或调护失宜，病程缠绵，合并肺炎，形成脱症，表现为面色光白，体温时高时低，气短，鼻煽肋动，口周青紫，胸腹部气胀，四肢厥逆，舌质紫而干，少苔或光镜无苔，脉细数或浮大无力。此为正不胜邪，阴阳失守，已有离决之势。

辛凉透表经验方

【组成】前胡、薄荷、荆芥、杭菊各3克，连翘、牛蒡子、西河柳各6克，银花、芦根各9克，蝉蜕1.5克，桑叶4.5克。

【制法】水煎。

【用法】早晚分服。

【主治】麻疹前驱期（潜伏期）。

药液热敷方

【组成】芫荽子30克（用鲜芫荽90克更好），西河柳30克，浮萍（或麻黄）12克。

【制法】布包煮沸（春冬气候寒冷时可在室内煮，使病儿闻此药味）。

【用法】用小手巾在煮沸的药液中打湿拧干，烫额、面、手等皮肤暴露部位，不要擦澡洗身，免受寒湿。每天可煮沸3~4次，每次拧烫2~3遍。

【主治】麻疹隐伏或出而不透达，在气候寒冷时多见，特别是病后出麻正气大虚，以及小儿拒不服药的情况下，用此法适宜。

麻疹辨证方一

【组成】瓜蒌仁，苦杏仁，贝母，知母，沙参，黄芩，生石膏，芦茅根，生甘草，枇杷叶。

【制法】水煎。

【用法】早晚分服。

【主治】麻疹壮热烦渴，气闭喘咳者。

麻疹辨证方二

【组成】红参（西洋参为佳），黄芪，当归，赤芍，丹参，红花（西红花为佳），青连翘，芫荽子，生甘草。

【制法】水煎。

【用法】早晚分服。

【主治】麻疹其色白天不明者。

麻疹辨证方三

【组成】犀角，生地，丹皮，赤芍，栀子，黄芩，红花（藏红花为佳），生石膏，生甘草，鲜藕汁。

【制法】水煎。

【用法】早晚分服。

【主治】麻疹并发走马牙疳者。

皮炎

皮炎是一种皮肤炎症，表示皮肤对于化学制剂、蛋白质、细菌、真菌、干燥气候等的过敏性反应。这些物质可以来自外部如洗涤用品，也可以来自内部如吃的海鲜、药物等。也有些皮炎病因不明。患皮炎的人本身是一种过敏性的体质，这种过敏性体质是父母遗传的，它们在皮肤上表现的是湿疹、皮炎和荨麻疹，在鼻是过敏性鼻炎，在气管则是过敏性哮喘。

皮炎醋

【组成】土槿皮24克，雄黄12克，乌梅24克，米醋300毫升。

【制法】上药用米醋泡2周后，滤净，瓶装备用。

【用法】用时以棉签蘸药液少许涂局部，每日2~3次。

【主治】神经性皮炎。

止痒消炎液

【组成】臭梧桐、蛇床子、豨莶草各30克，野菊花15克。

【制法】清水浸泡后，煎煮30分钟，滤出药液候温外用。

【用法】以毛巾浸入温热的药液中，趁热湿敷，揩洗，每日2~3次。

【主治】神经性皮炎、慢性湿疹、

瘙痒性皮肤病。

参蒜醋

【组成】苦参、独头蒜各150克，陈醋500毫升。

【制法】将苦参研为极细末，独头蒜捣烂，2药加入陈醋内浸泡10天后备用。

【用法】以此液外搽患处，每日早晚各搽1次。

【主治】神经性皮炎。

顽癣散

【组成】樟脑0.6克，铅粉0.3克，雄黄0.3克，硫黄0.3克，白砒0.15克，斑蝥1只，全蝎3只，生草乌1个。

【制法】共为细末，备用。

【用法】用药前，先将患处用新鲜羊蹄根蘸醋擦至局部起红晕为止。属湿性流津者，可将“顽癣散”直接撒于患处。属干性无津者，“顽癣散”可用香油调后涂于患处，每日1次。

【主治】神经性皮炎。

凉血止痒饮

【组成】水牛角（先煎）30克，牡丹皮、连翘、知母、赤芍、玄参各10克，黄连、栀子、竹叶、全蝎各9克，黄芩12克，黄柏6克，酒炒生地黄8克，金银花15克，石膏24克。

【制法】水煎。

【用法】每日1剂，早晚分服。

【主治】接触性皮炎。

黄参鲜皮醋

【组成】生大黄100克，川黄连、苦参、白鲜皮各50克，冰片20克，食醋600毫升。

【制法】将前5味药分别研为极细末，加入食醋中浸泡1周后备用。

【用法】治疗时，先按常规消毒皮肤，再涂上药液，每日3~4次。

【主治】脂溢性皮炎。

腋臭

腋臭又称“狐臭”，是由于大汗腺分泌物与细菌分解而产生的臭味。多见于青壮年，具有遗传性，好发于腋窝、乳晕、脐部、会阴等处，以腋窝最为常见。与祖国医学的“狐臭”“体气”“狐气”相似。

腋臭散

【组成】密陀僧 24 克，枯矾 6 克。

【制法】研末。

【用法】治腋臭用药粉干搽在两腋下，每日 1 次，或用热马铃薯块、甘薯块去皮后蘸药夹于腋下，变凉为度。

【主治】腋臭，手足多汗。

腋臭擦剂

【组成】密陀僧末 15 克，红粉 9 克。

【制法】研细末。

【用法】用指头蘸药擦于腋下。

【主治】狐臭症。

腋臭秘方

【组成】紫丁香1克，三仙丹1克，冰片1克，滑石粉1克，石膏2克，明矾1.5克。

【制法】研细末混合拌匀即成。

【用法】早晚用肥皂水洗患处，敷上药末，如汗液过多，可制一纱布袋装药粉。

【主治】腋臭。

腋臭良方

【组成】雄黄、煅石膏各 120 克，白矾 240 克。

【制法】研细末，用水将药粉 5 克调成糊。

【用法】涂于患处，每日 2 次。

【主治】狐臭。

五香丸

【组成】豆蔻、藿香、零陵香、桂心各 30 克，青木香 3 克，香附子 60 克，甘松香、当归各 15 克，槟榔 2 枚，蜂蜜适量。

【制法】将上药共研细末，蜜和为丸，如大豆大。

【用法】常含 1 丸在口，咽汁。

【主治】腋臭。

二石冰片

【组成】滑石 70 克，炉甘石 15 克，密陀僧 10 克，冰片 5 克。

【制法】把以上 4 味共研细末，备用。

【用法】温水洗净患处，再用药末干擦患处，每日 2~3 次，直至痊愈。

【主治】腋臭。

清腋方

【组成】川椒、陈皮、枯矾、白芷各 6 克，冰片 0.5 克。

【制法】将前 4 味药共研细末，加入 0.5 克冰片，研成极细末，装入小瓶中备用。

【用法】将腋臭部位用温水洗净，擦干，再将细纱布撒上药末，在腋窝处反复揉擦按摩。每日2~3次，10日为1个疗程。

【主治】腋臭。

祛湿除臭散

【组成】紫丁香、冰片各2份，升药（别名：三白丹、三仙散、小升丹等）、滑石各3份，明矾（或枯矾）、石膏各5份。

【制法】将上药共研细末，装瓶备用。

【用法】每日早、晚用肥皂水洗患处，撒上药粉，或取一纱袋，内装本剂，夹系在腋下。

【主治】腋臭。

七香绛囊

【组成】甘松香21克，檀香、沉香、麝香各1.5克，零陵香15克，藿香24克，丁香3克。

【制法】将甘松香捣碎研细，然后依次加入檀香、沉香、零陵香、藿香、丁香，研细研匀，最后加入麝香，和匀，装入绢袋内，备用。

【用法】佩戴于内衣中。

【主治】腋臭。

鲜姜汁

【组成】鲜姜。

【制法】将鲜姜洗净，捣碎，用纱布绞压取汁液。

【用法】涂汁于腋下，每日数次。

【主治】消狐臭。

灶心土

【组成】灶心土（即烧柴草的土灶内外经烧煅的黄土块）。

【制法】将灶心土捣碎，研细，过筛。

【用法】敷抹腋下，每日数次。

【主治】敛腋汗，除腋臭。

泥鳅消炎

【组成】泥鳅。

【制法】将泥鳅（不洗，带黏液）捣烂。

【用法】涂敷腋下，连涂数次，直至治愈。

【主治】消炎散肿，解毒除臭。

痱子

由于环境中气温高、湿度大，出汗过多，不易蒸发，汗液使表皮角质层浸渍，致使汗腺导管闭塞，汗腺导管内的汗液潴留后因内压增高而发生破裂，使汗液渗入周围组织引起刺激，于是汗孔处便发生疱疹和丘疹，称为痱子。当气候凉爽时，皮疹可迅速自愈。中医辨证痱子属暑热夹湿、闭于毛窍所致，可用清热法治疗。

绿豆酸梅汤

【组成】绿豆200克，酸梅100克，白糖适量。

【制法】将绿豆、酸梅洗净，加水煮熟，滤取汤汁，调入白糖。

【用法】代茶饮用。每日1剂。

【主治】清热解毒，祛暑生津。用于痱子之体质壮实者。

黄瓜汁

【组成】鲜嫩黄瓜数条。

【制法】将黄瓜洗净切碎，捣烂取汁。

【用法】涂于患处。每日数次。

【主治】清热解毒，利水消肿。用于痱子之体质壮实者。

丝瓜叶汁

【组成】鲜嫩丝瓜叶适量。

【制法】将丝瓜叶洗净切碎，捣烂取汁。

【用法】涂于患处。每日数次。

【主治】清热凉血，解毒。用于痱子。

绿豆滑石散

【组成】绿豆粉、滑石粉各等份。

【制法】将2粉和匀。

【用法】用时洗净患处，扑撒于痱子上。

【主治】清热解毒。用治炎夏长痱子成疮。

花椒水

【组成】花椒30克。

【制法】将花椒加水3000毫升，煎煮，待温后洗患处。

【用法】每日2次。

【主治】杀虫止痒。治疗痱子。

冬瓜汁

【组成】冬瓜适量。

【制法】将冬瓜去皮切片绞汁，外擦患处。

【用法】每日 2 次。

【主治】治疗痱子。

枇杷叶水

【组成】枇杷叶 60 克。

【制法】将枇杷叶洗净，加水煎汤，加水适量洗澡。

【用法】每日 1 次。

【主治】治疗痱子。

苦瓜汁

【组成】鲜嫩苦瓜适量。

【制法】将苦瓜洗净，剖开去瓤，切碎，捣烂。

【用法】绞取汁液涂于患处。每日数次。

【主治】清热解毒。用于痱子之体质壮实者。

湿疹

湿疹是一种常见的由多种因素引起的表皮及真皮浅层的炎症性皮肤病，也是一种过敏性炎症性皮肤病。湿疹一般分急性和慢性两大类。多因饮食内伤，或外感湿热之邪，或脾虚失运、素体蕴湿、郁久化热、湿热壅遏而终成湿热相搏，或挟风邪、劳风，客于肌肤所致。慢性多由急性失治迁延转化而成，或因血虚、风骤，或因脾虚蕴湿所致。其特征为皮疹具有多形性，易于渗出，自觉瘙痒，常对称分布和反复发作。一般认为与变态反应有一定关系。其临床表现具有对称性、渗出性、瘙痒性、多形性和复发性等特点，可发生于任何年龄、任何部位、任何季节，常在冬季复发或加剧，有渗出倾向，属慢性病程，易反复发作。

本病中医学类似于“浸淫疮”“旋耳疮”“绣球风”“四弯风”“奶癣”。主要与湿邪有关，湿可蕴热，发为湿热之证，久之湿则伤脾，热则伤阴血，而致虚实夹杂之证。临床表现：湿疹常有多种形态，容易减轻、加重或复发，边界一般不太清楚；皮疹容易发生于两侧并或多或少对称，根据急性或慢性程度而有红斑、丘疹、水疱、糜烂、鳞屑、痂、色素增加或减少、皲裂或苔藓样化等不同表现，其中数种表现往往混杂在一起，有时先后发生。如有继发性感染，可有脓疱等皮损。

湿疹外洗方

【组成】苦参 60 克，蛇床子、百部、益母草各 30 克。

【制法】水煎外洗，每剂可煎 2~3 次。

【用法】每日 1 次。

【主治】湿疹。

湿毒膏

【组成】青黛150克，黄柏末310克，煅石膏末310克，炉甘石末180克，五倍子末90克。

【制法】先将青黛和黄柏研细，加入后 3 味药研和，再加入凡士林，调成30%油膏。

【用法】用时涂敷皮损上，每日 1~2 次。

【主治】慢性湿疹，皲裂性湿疹。

湿疹洗剂

【组成】千里光、地肤子、徐长卿、马鞭草、地骨皮、苦参各 30 克，芒硝（另包后下）、明矾（另包后下）各 10 克。

【制法】明矾、芒硝另包后下。其余诸药加水适量煎煮后，再加入明矾、芒硝溶化，用此药液洗浴。

【用法】每日 1 次。

【主治】湿疹。

全虫蒺藜汤

【组成】全蝎（打）6 克，皂角刺 13 克，猪牙皂角 6 克，刺蒺藜 16~31 克，炒槐花 16~31 克，威灵仙 13~31 克，苦参 6 克，白鲜皮 16 克，黄柏 16 克。

【制法】水煎。

【用法】每日 1 剂，早晚分服。

【主治】慢性湿疹、慢性阴囊湿疹、神经性皮炎、结节性痒疹等慢性顽固瘙痒性皮肤病。

龙胆黄芩汤

【组成】龙胆草、黄芩、当归、生地黄、泽泻、茯苓、木通、车前子（包煎）各 9 克，紫花地丁、白花蛇舌草、桑白皮各 12 克。

【制法】水煎。

【用法】每日 1 剂，分 2 次服。

【主治】急性湿疹。

参蛇汤

【组成】苦参、蛇床子各 9 克。

【制法】上药加水 500 毫升，煎至 300 毫升，将药液倒入盆内，待温后，用药液洗患处。

【用法】每日1或2次，每次洗15~30分钟。

【主治】阴囊湿疹。

复方青冰散

【组成】青冰散（青黛、滑石各15克，冰片15克）、炉甘石各15克，土霉素8片（每片0.25克）。

【制法】上药共研细末，储瓶备用。

【用法】用时每取本散适量撒于患处（急性发作期上药前，先用败酱草、金银花、黄柏各60克，白矾30克，水煎后外洗患处）。若属亚急性或慢性发作期，将本散与香油调成膏状敷在患处，并配用蝉蜕、蛇床子、白鲜皮、百部、苦参各10克，水煎。每日1剂，日服2或3次。1周为1个疗程。

【主治】湿疹。

二叶败酱汤

【组成】败酱草、紫苏叶（或桑叶）各50克，冰片10克。

【制法】将前2味药加水500毫升，煎至200毫升，加入研细的冰片粉混匀备用。

【用法】每日涂搽4~6次。

【主治】湿疹。

二花山豆汤

【组成】紫花地丁、金莲花各10克，山豆根5克。

【制法】水煎。

【用法】每日1剂，日服2次。或放入杯中，用沸水冲泡，代茶饮用。

【主治】湿疹（热盛型）。

参蛇地肤汤

【组成】苦参30克，地肤子16克，蛇床子12克，花椒10克。

【制法】上药加水1500毫升，煎至1000毫升，早晚各洗患处1次，每次洗15~20分钟，1剂可连用2天。

【用法】洗后用软毛巾擦干患处，再将复方滑石粉（由滑石粉15克，白矾6克，青黛9克组成）涂搽患处。一般3~7天即可治愈。

【主治】阴囊湿疹。

丹黄散

【组成】黄丹、黄柏各30克。

【制法】研细混匀备用。

【用法】渗出液多者，将散撒于疮面，渗出少者则用香油调敷于疮面。治疗期间禁食鱼腥、辛辣之物。

【主治】湿疹。